U0383773

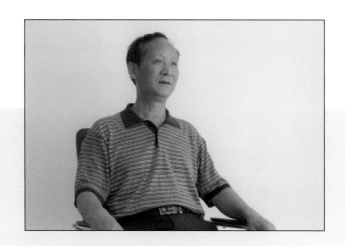

作者简介

　　丁成标，武汉大学教授、国家一级心理咨询师，著名催眠与咨询治疗专家，中国心理卫生协会大学生心理咨询专业委员会常务委员，湖北省心理咨询研究会副会长，湖北省婚姻家庭研究会副会长，武汉大学心理咨询师培训中心高级督导，武汉十五心理研究院专家组成员，中国心理健康教育咨询突出贡献奖获得者。

　　作者长期从事心理咨询和心理健康教育工作，是我国大学生心理咨询和心理健康教育事业的开拓者之一。几十年来，在进行心理咨询和治疗过程中尤其擅长运用催眠和认知疗法解决求助者的心理问题，咨询和治疗个案数万人次。公开发表有学术价值的论文50余篇，主编和撰写了《催眠与心理治疗》、《青年心理健康教育与指导》、《把握快乐的金钥匙》、《走出心理困惑》、《大学生心理咨询案例集》、《人生哲学》，以及心理健康自助丛书之《我的睡眠我做主》、《焦虑这个可以有》、《带着抑郁跳舞》、《走入人群从爱自己开始》、《我还是觉得我有病》等多部教材和专著。培养研究生数十名。

心理咨询与心理健康教育丛书

催眠与心理治疗

第二版

丁成标 著

本书着重就催眠术的发展历史、什么是催眠术、人为什么能被催眠、催眠的功能、怎样催眠、催眠技术及其在心理咨询和心理治疗中的作用、催眠师的职业道德等进行了阐述。尽可能做到通俗易懂，操作性强。

WUHAN UNIVERSITY PRESS

武汉大学出版社

图书在版编目(CIP)数据

催眠与心理治疗/丁成标著. —2 版. —武汉：武汉大学出版社,2015.7
(2016.12 重印)
心理咨询与心理健康教育丛书
　ISBN 978-7-307-15921-1

Ⅰ. 催… Ⅱ. 丁… Ⅲ. 催眠治疗 Ⅳ. R749.057

中国版本图书馆 CIP 数据核字(2015)第 119077 号

封面图片为上海富昱特授权使用(ⓒ IMAGEMORE Co. , Ltd.)

责任编辑：易 瑛　　　责任校对：李孟潇　　　版式设计：韩闻锦

出版发行：**武汉大学出版社** （430072　武昌　珞珈山）
　　　　（电子邮件：cbs22@whu.edu.cn　网址：www.wdp.whu.edu.cn）
印刷：虎彩印艺股份有限公司
开本：720×1000　1/16　印张：7.75　字数：108 千字　插页：2
版次：2005 年 10 月第 1 版　　2015 年 7 月第 2 版
　　　2016 年 12 月第 2 版第 2 次印刷
ISBN 978-7-307-15921-1　　定价：30.00 元

版权所有，不得翻印；凡购我社的图书，如有质量问题，请与当地图书销售部门联系调换。

序

近年来，随着我国心理咨询事业的快速发展，催眠术这一古老而又神秘的技术日渐为人们所关注，也开始比较多地应用于心理咨询和心理治疗之中。但是，由于催眠术的特殊性和长期以来形成的神秘感，加上有些媒体的不当宣传，或更有借此而玩弄骗术的恶行，把催眠术搞得神秘莫测，甚至给人以一种巫术的印象，从而亵渎了催眠术。

在国家对心理健康教育和心理卫生事业前所未有的重视的今天，自开启心理咨询师和心理治疗师资格认证制度以来，催眠术越来越多地被专业人士应用到心理咨询与治疗的临床实践之中。在这种情况下，更应严肃认真地对待这一问题，弄得不好，催眠术将会被过度运用甚至是滥用，从而造成严重的后果。因此，作者认为，一定要以科学的态度对待催眠现象和催眠术，以科普的精神宣传催眠术，以严谨的作风应用催眠术。正是本着这种精神，作者根据长期从事心理咨询和运用催眠术治疗心理疾病的实践经验及研究成果，在参阅了古今中外有关催眠术著作的基础上编写出了这本催眠术专著，以期与业内专家进行学术上的讨论和交流，同时供有志从事催眠术的专业人士参考，力求为我国的心理卫生事业和社会和谐文明进步奉献自己的微薄之力。

师出马维祥先生的我，于1988年起就运用催眠术在心理咨询与心理治疗领域为来访者服务，咨询个案数万，其中催眠个案逾万人次，开展催眠讲座和团体催眠数百场，催眠成功率近百分之百，尤其是应用催眠疗法有效地调适了来访者的心理困扰和治愈了许多来访者的心理疾病；从1996年招收心理咨询和心理健康教育硕士生以来，在研究生中开设了催眠与心理治疗课程；自2002年起，在国家授权的武汉大学心理咨询师资格培训班上开设了催眠术专题讲座；在为国家培养人才和进行催眠术的普及宣传中做了自己力所能及的工作。

出于一种责任心和心理咨询工作者的良知，我觉得有必要把自己对催眠术的看法、体会和研究成果写出来。本书着重就催眠术的发展历史，什么是催眠术，人为什么能被催眠，催眠的功能何在，怎样催眠，催眠技术及其在心理咨询和心理治疗中的作用，催眠师的职业道德等进行了阐述，尽可能做到通俗易懂，操作性强。

由于自己的水平所限以及催眠技术还待进一步挖掘和开发等原因，书中的缺点和错误在所难免，敬请读者批评指正。本书的编写出版，参阅了相关著作和得到了武汉大学出版社的大力支持，在此一并表示衷心的感谢！

作者

2005 年 10 月于珞珈山

2015 年再版

目　　录

第一章 催眠术的发展历史

要探究一门科学，不能不从历史的方法入手，因为只有运用历史的方法，才能知道它的起源。催眠术的存在和应用，并不是现在才有的现象，远在人类社会进化之初，洪荒时代就已存在。从它的发展历程来看，大致分为三个阶段：一是神学阶段；二是占星术与通磁阶段；三是科学阶段。

一、神学阶段的催眠术

在远古时期，甚至更远的洪荒时代，人类的智力和科学水平低下，而人类的自然活动能力很强，因此，人体的特异功能异常发达，有很多类似于现在的催眠现象，在当时无法解释，只能被认为是神的旨意、外力所为，一些智者将这种现象为我所用。因此，最早的催眠术多是掌握在部落酋长或军事首领以及巫师、僧侣和神职人员手中，多用于祭祀、治病或军事目的。神学阶段的催眠术比较有代表性的就是古代埃及的医术、法国皇帝的神秘方法、阿波罗神托术、耶稣的治疗奇迹。

公元前1000多年，古埃及、古罗马的僧侣每逢祭日（即神的诞辰日），在神前呈现一种失神的状态来替人占卜体咎，能发出预言，回答别人所问的事情，并且也较灵验。不单在古埃及，数千年前的古希腊和古印度的僧侣们也精通此道。那时候的医疗方法落后，催眠术被大量地用来替人治病。如古埃及的医术史上记载了这样的事例：医生只要把手掌停放在病人身上便可把病治好。这种神秘的疗法和现在的催眠疗法相类似。

法国的弗朗西斯一世到路易十世，历代的皇帝都懂得施行这种与现代催眠疗法相似的神秘疗法来给人治病。

古希腊阿波罗神庙里的僧侣，在宗教仪式上也能用催眠术原理做出不可思议的事情来。他们在神庙里的地面上挖一个洞穴，洞里升腾着硫黄味的蒸气，术者在实施催眠术的前几天就要断粮，趁着身心疲困的时候，走进那洞穴吸收蒸气，之后开始意识朦胧，随即陷入神志错迷的状态，在这种状态中，竟能发出种种预言且灵验。这种"神托"的方法，在古代罗马、波斯、犹太各地，许多人都会，这也就是现代的催眠现象。

在《新约全书》里，也描述了一种与现今催眠方法相似的神秘方法。书中讲道，耶稣在出生的当日，只用一句话或举手之劳便能把病人的顽疾治愈。虽说《圣经》的描述未免太夸张，但这种现象是可能存在的，其原理和现在催眠术的原理是相同的。

综上所述，尽管"催眠术"的概念在古代尚不存在，但催眠现象和催眠术的实质却已经发生在数万年甚至数十万年之前了。

二、占星术与通磁阶段的催眠术

前面讲的上古时期的催眠术与我们现代的催眠术有相似之处，但无论从方法还是效果上讲，都与我们现代所研究的催眠术没有半点关系，也就是说现代催眠术的发展，绝不是上古时期催眠术的传承。因为上古时期的催眠术只是些神话的遗留，没有太多的科学依据。但是，作为一种现象，它的确曾经存在和流行过。因此，我们把它称为神学阶段的催眠术。

现代催眠术的历史源头可追溯到中古时期的通磁术。起源于1762年的麦斯麦术。麦斯麦术就是动物磁气术，动物磁气术又渊源于占星术。因此，在这里得先讲讲占星术。

所谓占星术，是指按照天上的星象或叫天象来占卜人类未来的事变或人生命运的一种技术。它以天星的发动将影响地球和人体这一理论为基础。

在麦斯麦动物磁气术之前就有占星术。其最典型的代表人物就是我们的祖先姜太公。中古最有影响和最具代表的是瑞士的医生巴拉昔路撒斯（1493—1541）。他认为：整个宇宙之内，完全充满了磁气，人体里的磁气，便是由天星所分给的。因此，人体与天星相互间是能发生影响的。他还认为，人类的生存，不单要摄取食物的营养，更要靠磅礴宇宙的磁气来滋润。而且不单是天星与人之间有互相影响，人与人之间，体内磁气也能互相影响。所以，一个人也能运用自己的意志去征服别人的意志。巴氏又通过对人的精神状态的研究，认为人的精神能预知未来。这种精神状态的原理，巴氏归结为天星与人的相互作用。

另一位有影响的占星术家别提鲁朋朋那于 1462 年提出：星与星相互间有发动于他物之上的能力，对人体也能起影响作用。至于地面上的各种奇异现象，皆缘于此。人的精神上的治疗，也不外是天星所影响的结果。

从以上我们不难看出，所谓占星术，实质上就是指利用天体之间、天体与人体之间、人体与人体之间的磁气、磁力或磁场的相互影响，来预测未知或治疗疾病的一种技术。因此，问题的关键是"磁气说"。

奥地利天文学家黑鲁门德（1577—1644），曾给磁气下过定义：相隔的物体，由牵引或对抗作用而生出相互的影响即磁气，它又含有一种灵气的精神力，可侵入一切物体，使其运动。他甚至认为，"人的意志力可使药物发生变化"。"人与动物之间有一种交感的影响，凭人强固的凝视力，可置动物于死地。"

另一位天文学家罗别鲁提夫兹多曾于 1640 年发表过他的磁气说。他认为，任何一种物体，都受天星的影响，人也受其影响而有磁气力，这种存在于个体的磁气力同样有积极和消极作用。人之所以有力量，是人体积蓄了磁气力的缘故，若是磁气力减少、虚耗时，就会生病，等通过一种手段或自然恢复到强壮时，疾病也就消除了。这很像我们祖先提出的元气说。

以上诸家的理论和观点，大抵是关于磁气力的，而磁气力又受天星的影响。因此，他们给人治病的方法都不用药物和手术，只用暗示或手抚摸病人的患处，便可收到疗效。他们自己认为是一种磁气力的作用，但实际上是一种精神疗法，且类似于今天的催眠术。其中最具影响力的，或者说在催眠术发展历史上通磁术的集大成者，应该是麦斯麦（又译美士马）。

　　麦斯麦（1734—1815），生于奥地利（当时为德国占领区，故后来有人称其为德国人）。最初研究神学、哲学，也学过法律，最后致力于医学。在维也纳大学毕业后，获博士学位。他在维也纳行医时，正好天文学家黑鲁门德发明了磁气治病法，麦斯麦也效仿他开展磁气治疗法，并在理论上加以解释。尽管他所发表的学说未曾提到"催眠术"这种概念而用了"动物磁气说"，但动物磁气说的运用，完全与今日的催眠疗法相同，而且麦斯麦的"动物磁气术"在奥地利获得了成功。他的方法疗效显著，受到了社会的赞誉和欢迎，但同时也遭到了维也纳医学界的嫉妒，被诋毁为邪术、巫术，受到攻击。后来，他不得不离开维也纳去了巴黎。

　　到法国巴黎后，他发表了大量的关于通磁术的学术著作并继续用他的通磁技术为人们治病，因此，他的影响更大，更由于疗效奇特，竟被老百姓誉为神医。但是，后来他遇到了与在维也纳时相同的遭遇，于是不得不离开法国，去英国，不久仍然回到故乡维也纳，于 1815 年郁郁而终。

三、科学阶段的催眠术

　　科学阶段的催眠术亦即近现代的催眠术。我们把近现代的催眠术定义为科学阶段的催眠术，并不是说我们今天的科学已经完全可以揭示催眠这种现象的内在本质，而是相对于前两个阶段的催眠现象而言。现今对这种现象的了解和解释更接近科学，尤其是相对于神学阶段而言。我们力求以科学的态度来加以说明，撩开笼罩在催眠现象上的神秘面纱，让其为患者服务，为社会服务。

　　现代催眠术的创始人是英国的布雷德（1795—1860）。布雷德是英国曼彻斯特的一个外科医生、医学博士。布雷德也知晓动物磁气术，不过他对此并不看好而存有怀疑。有一次，瑞士通磁术专家拉夫典到英国旅行，并做通磁术表演，布雷德也去观摩。他去观看的本意是想找出其欺诈行为而予以揭露，但拉夫典施术的经过无懈可击，其施术过程中所呈现的奇异现象反而引起了布雷德的兴趣和惊奇。通过其后的多次观察，他发现受术者的闭目现象是由于视神经疲劳所致。他认为这其实是一种人为的睡眠现象。为了证实自己的推论，他请自己的亲友做试验。他用一个盛了水的玻璃瓶，放在被试面前，叫其专心凝视，不久就看见被试者合目入睡，然后被试表现出的状态与磁气受术者所表现出的状态相同，布雷德便相信自己的推论成立。因此，布雷德认为，在受术者身上发生的所有奇特现象，并不是磁气力的作用，而全是由受术者主观的意志所引起的一种人为的睡眠，也叫主观睡眠现象。从此，他否定了动物磁气说，并积极倡导"视神经疲劳说"，从而打破了几千年来对催眠现象的不科学解说，超越了从前动物磁气说的暧昧的理论，具有划时代意义。

视神经疲劳，就会产生一种人为的睡眠状态。布雷德根据这一现象（希腊语里有"睡眠"之意），于 1841 年在人类历史上最早提出了"催眠术"这一概念。继而他通过实践和研究，在发表不少文章的基础上于 1843 年写成并出版了催眠史上第一本催眠术专著——《神经催眠学》，较系统地论述了催眠的理论与方法。

1843 年以后，催眠术在西方社会开始风行，不仅在医学上得到广泛的应用，如开刀止痛、消除失眠和进行心理治疗等，而且专门从事催眠术研究的人也多了起来。1889 年在法国巴黎举办了首届国际催眠学术会议，当时最有影响的就是法国学者，代表人物为李益璞。

李益璞是法国人，在法国南锡市行医。起初他也是一个动物磁气术家，后来转向布雷德的催眠新法，并取得了很大成功。后来他潜心研究催眠术，并创立了著名的"南锡学派"。南锡学派的名称是直取了发祥地的地名，宗主是李益璞，辅助的还有伯路夏母等人。南锡学派主张"暗示说"。他们对布雷德的方法与学说进行了修正，强调用暗示诱导受术者进入催眠状态。这种侧重于心理学方面的解说比布雷德的"视神经疲劳说"的单纯的生理学观点有了进步，更符合客观实际。因此，有人说催眠术简直就是暗示技术。暗示技术被牢固地确定下来后，催眠术便被纳入心理治疗方法的范畴，并广泛地应用到医学、司法及与心理学有关的领域中。

第一次世界大战中，残酷的战争使包括歇斯底里在内的神经症患者剧增，这种局面使弗洛伊德的精神分析与催眠术很好地结合在了一起，催眠术被有效地应用于遭受战争创伤的患者的治疗之中，使患者的恐惧情绪得以宣泄。第二次世界大战后，催眠的应用和研究得到了更大的发展，对战争神经症患者进行的催眠治疗，使催眠治疗的地位得到了很大的提高。1949 年在美国成立了"临床和实验催眠学会"。1955 年和 1958 年美国医学会等机构先后对催眠术进行了认定，允许在精神医疗的临床中使用催眠术，并制定了催眠术的资格准入制度。从此，催眠术在美国等一些西方国家成为一门正式职业发展起来。

在中国，上古时代就有催眠现象存在，如从黄帝开始至今日，经久不衰地流行于民间的"祝由科"，即"赶马脚"，也就近似于现代的催眠术。如《列子·周穆王》记载："周穆王时西极之国有化人来，入水火，贯金石；反山川，移城邑；乘虚不坠，触实不硋。……"这可以说就是催眠术运用的情形。然而，儒家一句"怪力乱神"的话，就把世上的一切奥妙予以湮没和掩埋。凡是孔子不曾谈到的学问，不论真伪，都被加上异端邪说的罪名，遭到诋毁排斥。催眠术也自然地受到了这种文化狱的压抑和排斥，不能兴起。因此，催眠术在官方的典籍里少有记载。但在民间，有不少神秘的事情都是基于催眠术的原理而演绎成功的。比如说"祝由科"、"青蛙神"、"过阴"等实质上是不自觉地应用了催眠术的原理。所以，中国催眠术的存在，少见于文字记载，只存在于民间，人们口口相传而流行于世，也缺乏对它的研究。但是，翻开中国浩瀚的古代典籍，不难看出其中蕴含着我国古代社会史、哲学史、思想史的宝贵财富，闪烁着丰富的辩证法思想。中国传统思想史中的"天人合一"、"元气论"、"阴阳五行"等学说，认为人和自然界、自然界和精神不仅具有同一性，而且具有规律性。这种思想在中国文化社会发展中渗透到了许多领域，它与西方占星术和通磁术的原理有着惊人的相似之处。

在中国，最早出现"催眠"一词是在 1900 年，1931 年出版的余萍客的《催眠术讲义》，是我国第一本催眠术专著。之后，催眠术才成为一门学科发展起来。1909 年在日本成立了以余萍客、郑鹤眠为首的学术组织——中国心灵俱乐部，后改为中国心灵研究会，于1918年迁回上海，专门研究心灵学和催眠术。

　　新中国成立后，由于种种原因，此项工作中断。改革开放后，催眠术的实践和研究工作得以恢复和发展。其中最有影响的是原苏州广济医院精神科主任、中国催眠学会会长马维祥先生，他不仅把催眠术应用于临床，而且还开办讲习班培养学生，并出版了催眠术专著，从而奠定了他在现代中国催眠学界的领袖地位，被誉为当代中国第一号催眠大师。

第二章 催眠概述

谈到催眠，人们往往把它与睡眠联系起来，甚至有人认为催眠就是睡眠。其实，催眠与睡眠是两种虽有联系但又完全不同的现象。

一、睡 眠 概 述

说到睡眠，我们人人都有睡眠的经历和经验，睡眠是一种与觉醒状态相对应的周期性地交替出现的大脑和躯体机能持续性下降的状态，是大脑皮质被广泛性抑制的生理现象。人的睡眠分两种状态：一种是脑电波呈现同步化慢波（δ波）的状态，常被称为慢波睡眠（普通睡眠）或非眼快动睡眠；另一种是脑电波呈现去同步化快波（α波）状态，常被称为异相睡眠或眼快动睡眠。人在异相睡眠期间，各种感觉功能进一步减退，因此他比慢波睡眠时更难被叫醒。在此期间被唤醒的大多数人都会报告正在做梦，而此时的眼珠转动较快，因此，也叫眼快动睡眠。在这种睡眠期，全身的肌紧张受到明显的抑制，心率和呼吸不规则，也有不规则的肌肉运动。奇怪的是，异相睡眠的脑电图与觉醒时相似。人通常先由觉醒状态进入慢波睡眠状态，持续一段时间（约 80 分钟）经历浅睡眠、中睡眠、深睡眠三个阶段后，转入异相睡眠（眼快动）状态（约 20 分钟），由此构成一个睡眠周期，而后又转入第二个慢波睡眠状态，如此循环，在一夜的睡眠中，这种反复转换大概 3~5 次。

睡眠是人不可缺少的一种生理现象，它对机体能量的积蓄和疲劳的恢复，尤其是大脑功能的维持和恢复有着重要的意义。包括异相睡眠，也是正常心理生活所必需的生理过程。有研究表明，长期被剥夺异相睡眠的人，会变得容易激动，注意力分散，记忆力减退，有时甚至出现幻觉和产生恐惧感，而且在中止剥夺后的睡眠中会加倍补偿。

换句话讲，梦是缓解紧张、焦虑的有效途径，有梦和无梦是人的睡眠过程中必然经历的两种状态，也就是说，人只要在睡觉都会做梦，能否回忆起做梦，只是人的梦感不同而已，而且，愈到下半夜，有梦期愈长。

综上所述，睡眠的意义包括生理和心理的两大功能，无梦睡眠主要起到储蓄能量、恢复体力、繁衍生命的自然性作用，而有梦睡眠主要起到消除紧张、缓解压力、提精聚神的社会性作用，它们对于人的生存和发展都是不可或缺的组成部分。《黄帝内经》认为，根据人体生物钟，晚上 11 点到次日早上 7 点为最佳睡眠期，并认为人在晚上 9 点到 11 点之间上床睡觉为宜。从养身学的角度讲，睡眠中，11 点到凌晨 1 点，宜于养肝，凌晨 1 点到凌晨 3 点，宜于养心肺，凌晨 3 点到凌晨 5 点，宜于养肾，凌晨 5 点到早晨 7 点，宜于养脾胃。因此，养成早睡早起的良好习惯，对人的健康是大有好处的。

二、催眠与催眠术

催眠与睡眠不同，从催眠中觉醒过来的人往往会说："我什么都知道。"但它不是觉醒状态，同样，也绝不能以此推论它就是睡眠状态。尽管它与睡眠状态有一定的相似，而且，hypnosis（催眠）这个词本来是由 hypno（睡眠，希腊语）和 osis（状态）构成的，因此，有人把催眠看成是"睡眠那样的状态"。在日语中，"催眠"也是"想睡觉"的意思。然而，催眠无论是心理上或是生理上都与睡眠不同。它是处在觉醒状态与睡眠状态之间的一种特殊状态。在睡眠中，人的意识消失，失去了对外部世界的感知觉。从生理角度讲，睡眠中大脑被全面抑制。但是，催眠则不同，有大量实验表明，催眠状态下，人的大脑只是部分被抑制，即被选择性抑制，被催眠者与催眠师之间始终保持着联系。在非深度催眠状态下，还能部分感知外界刺激；在深度催眠状态下，就只与催眠师保持"单线"联系。

9

"只有自己的存在是清楚地知道的。"这正是催眠同睡眠的重大区别。催眠状态接近于精神恍惚状态，意识虽然存在，但自发的意识活动几乎完全消失，处于万念俱空的状态之中。其实，在现实生活中，催眠现象并不少见，我们人人都可能经历过。比如长途旅行中，那种困顿时的昏昏欲睡，似醒非醒，似睡非睡的状态。再比如我们常见的"发呆"现象等，都是一种非诱导性的催眠现象。

催眠虽不是睡眠，但催眠状态可以转入睡眠状态，运用催眠技术可以帮助人们提高睡眠质量和改善睡眠困难的现象。

虽说"催眠与睡眠不同，意识仍然存在"，但这种意识的性质与觉醒时是有很大差异的，反而接近于入睡过程中的状态。被催眠者对任何暗示不加批判地接受，故而引起运动和知觉的反常。在催眠状态中虽说保持着意识，但通过自己的思考来判断事物的能力几乎全无，会完全接受催眠师的暗示。这种"被暗示性的亢进"，就是催眠的重要特征。

那么，究竟什么是催眠呢？关于这个问题，不同的心理学派有各自不同的解释，到目前为止，仍然是众说纷纭，莫衷一是。

精神分析学派的创始人弗洛伊德认为，催眠是一种潜意识活动。作者认为，这只说明了催眠的操作层面。

生理心理学家巴甫洛夫认为，催眠是一种条件刺激作用下的部分睡眠或半睡眠状态。

日本的催眠大师藤本正雄认为，催眠是一种观念运动。

我国第一号催眠专家马维祥认为，催眠是一种特殊的意识活动状态。

从以上各心理学家的观点可以看出，催眠是一种特殊的意识活动状态，它既不同于觉醒状态，也不同于睡眠状态，它是由暗示引起的受术者意识活动的特殊状态和躯体改变的现象。或者换句话讲，催眠是由暗示引起的被催眠者的不随意状态（现象）。在这种状态下，受术者与催眠师之间保持着独特的、密切的"单线"联系，毫不犹豫地接受催眠师的暗示、指令，毫无保留地畅述内心深处的奥秘和"隐私"，暴露心灵深处被压抑的情感，回忆早已被"遗忘"的经历和体验乃至创伤。在催眠过程中，受术者的情感、意志和行为均被催眠师所左右，批判性大大下降，几乎毫无反抗地服从催眠师的意志，双方始终保持着某种特殊的"感应关系"。

催眠术则是一种将受术者导入催眠状态的技术。第一章已讲过，催眠术的发展与巫术有一定的联系，但它绝非巫术，它是建立在人体科学和心理学基础上的一种应用性很强的技术。随着社会的进步和心理医学的发展，催眠术愈来愈多地被应用于心理咨询和心理治疗之中，并愈来愈被社会所接受和重视。

第三章　催眠的机理

当一个人被催眠后，往往会表现出非常奇特的现象，有些现象，如"人桥"现象，简直不可思议。那么，催眠究竟是怎么回事呢？被催眠者的脑子里究竟发生了些什么变化？人又为什么能被催眠？诸如此类的问题，长期以来，有不少学者和实践家都力图作出解释，也从不同角度提出了各自的看法，如人际关系论、心理结构论、大脑功能分裂论、人格分析论、社会角色论等。但是，到目前为止，尚没有一种说法令人感到满意。作者根据近30年来的催眠实践和研究，在这里对催眠的机理提出如下看法。

一、大脑皮质的"负诱导"作用

苏联生理心理学家巴甫洛夫通过对动物的大量研究，建立了高级神经活动的学说。巴甫洛夫认为，高级神经活动有两个基本过程，一个是兴奋过程，一个是抑制过程，高级神经活动以条件反射为基础。巴甫洛夫还认为，高级神经活动有一条基本规律，即兴奋和抑制之间有相互激励作用。兴奋过程的激励作用可引起或加强抑制过程，同样，抑制过程的激励作用亦可引起或加强兴奋过程，这也叫相互诱导作用。前者称为"负诱导"，后者称为"正诱导"。也就是说，当大脑皮质上一个神经细胞发生兴奋时，就会使周围其他神经细胞产生抑制，这就是"负诱导"。催眠过程就是"负诱导"引起的抑制现象。

所谓抑制，是指大脑的一种活动状态，这种活动状态是与效应器官活动的减弱乃至停止相联系着的。巴甫洛夫认为，抑制过程并不是稳定不变、始终如一的，而是在变化着的。它的变化表现在抑制程度的深浅，抑制范围的大小。抑制范围变大了，巴甫洛夫称之为抑制的扩散；变少了，称之为集中。巴甫洛夫还认为，大脑皮质

12

上有许多兴奋点和抑制点，它们像不同颜色的宝石一样，相互镶嵌在一起。一个兴奋点总是被周围的抑制区所环绕着。相反，一个抑制点周围也环绕着兴奋区。

催眠是在催眠师的暗示和诱导（条件刺激）下，让被催眠者的意识形成注意中心，再通过大脑皮质的"负诱导"作用，产生定向反射，使被催眠者处在一种选择性抑制状态。巴甫洛夫认为它是一种条件反射性睡眠状态。虽然催眠不是睡眠，但催眠、睡眠和抑制，三者是同一过程。人处在催眠状态时，尽管主观上想睁眼却睁不开，想抬手却抬不起来，甚至出现躯体僵硬的现象，但仍然能听见和接受催眠师的指令。这是由于，其运动区处于抑制状态，而听觉区处在兴奋状态的缘故。当人的注意力长时间高度集中于某一事物时，由于大脑皮质的部分兴奋引起其他部分大脑皮质大面积处于抑制状态，就很容易进入催眠状态。此时，人的最大特点是思维的批判性下降。

二、暗 示 效 应

人是可受暗示的动物。所谓暗示，指个体无意识中接受了他人（包括自己）、环境以及非自然的方式向其发出的信息后，做出相应反应的一种特殊的心理现象。在我们的社会生活中，受暗示的现象是非常普遍的，如"望梅止渴"（积极暗示），"杯弓蛇影"（消极暗示），都是对暗示的描述。

暗示的概念告诉我们，暗示的实现总是存在着实施暗示与接受暗示两个方面。为什么说它是一种特殊的心理现象呢？这是因为，从暗示的实施一方来说，不是通过说理论证，而是动机的直接"移植"；从受示的一方来说，对暗示者发出的信息不是通过分析、判断、综合思考而接受，而是无意识地接受，不加批判地执行。

对暗示的解释，不同的学者有不同的说法，但基本上都离不开下述观点：

近代"暗示术之父"、法国心理学家爱米尔·库埃认为："暗示是将思想强加给他人大脑的行为。"

13

巴甫洛夫以生理基础来解释暗示现象，他指出，"在人的催眠现象中，引起特殊注意的就是所谓暗示"。并认为"暗示乃是人类最简单、最典型的条件反射"。

另一位苏联心理学家彼得罗夫斯基认为，"受暗示者的行为动机不是从自己所形成的意见和信念中产生的，而是旁人影响的结果"。

别赫捷列夫则认为，"从词和联想过程中产生的心理活动的直接影响是暗示的基础"。他还把暗示形象地比喻为"不是走正门，而是走后门"进入意识的，它避开了批判能力的"看守"。

法国心理学家伯恩海姆认为，"暗示就是受暗示者把别人所暗示的观念接受过来，并在动作中加以实现"。

日本心身医学家池田西茨郎认为，受暗示"就是一个人不加批判地接受他人语言或其他刺激而产生的特定的知觉、观念、信念、情感和行为的现象"。

弗洛伊德认为，"暗示是暗示者对被暗示者的无意识诱导，并使其失去自我的现象"。

从上述各种论述中，我们知道了什么是暗示，但是就暗示作用的本质和机制而言，暗示仍没有被揭示。苏联心理治疗专家普拉托诺夫认为，这是由于对语言机制尚不清楚，还没有掌握暗示如何影响高级神经活动的方法的缘故。

暗示对个体生理、心理及行为状态都会产生深刻的影响。当个体接受暗示后，不但可以改变随意肌的活动状态，而且可以影响不随意肌的功能。正因为如此，消极的暗示能使人患病甚至死亡，积极的暗示能使人的心理、行为及生理机能得到改善。有研究表明，增强对疾病的痊愈和康复的信心，就可以达到治疗疾病的目的。20世纪90年代，媒体曾报道了一件事，山西一煤矿塌方，有一名矿工在与世隔绝了34天后被人救出。据其后来说，求生的欲望和必胜的信念起了关键作用，这就是积极暗示的典型例子。与此相反，不少抑郁症和精神疾病就与患者长期的不良暗示有关。再比如，著名的罗森塔尔效应，也叫期待效应，就是一种暗示效应。

一项新的研究成果表明：人类的120种特点（包括个性、交流技巧、思考能力和领导才能等），虽然男女有别，但差异很小，统计学上可忽略不计。脑科学研究也表明，智力本无性别差异，甚至在有些方面，比如机械记忆、语言能力和坚持性，女性比男性强。但为什么最终的结果，总是男性的成功率比女性高呢？其中除了女性生理的一些特点外，一个很重要的原因就是社会期望对男女的要求不同。换句话讲，就是男女两性承受着两种截然不同的社会暗示。男尊女卑思想成为一种社会文化、社会暗示，几千年来影响着人们。"男人是天，女人是地"，"男人应比女人强"等观念深深地扎根于人们心中，它已成为一种社会心理、集体无意识，这种社会意识的暗示，使男人女人各自按照社会的角色定位，自觉地遵循着这样一种发展逻辑，完成自己的"使命"，以至于永远也改变不了男强女弱的社会现实。由此可见，暗示的力量非常强大。催眠就是在催眠师的诱导或暗示下，使被催眠者身上产生一种暗示性反应，暗示性越强，催眠效果越好。暗示性程度，既取决于催眠师的技术和权威性，又取决于被催眠者的感受性。

催眠的机理就是暗示，暗示的前提是想象。想象是人脑对过去经验的记忆和形成的表象进行加工、改造，重新组合形成新形象的心理过程。动物没有想象，因此，作者认为，动物不能被催眠。

三、人的潜意识活动

潜意识即无意识。潜意识现象虽然与意识是同时存在的，但是人类对潜意识的探索和研究却远远落后于对意识的研究。尽管早在17世纪就有人对潜意识现象进行过探讨，然而，对潜意识进行深入系统的研究，明确地划分出潜意识与意识，并对两者之间的关系加以解释，还是19世纪的事。从这个意义上讲，弗洛伊德是潜意识研究的集大成者。尤其是他通过对潜意识领域的研究和在治疗心理疾病（最早是治疗歇斯底里症）的过程中创立的精神分析学说，具有划时代意义。

弗洛伊德的潜意识理论的思想根源源远流长。早在17世纪，法国哲学家笛卡儿就试图把精神同产生精神的物质活动分离开来，他认为精神不包括意识无法察觉到的一系列大脑物质活动。笛卡儿的这一观点，在西方世界引起了一股探索无意识心理活动的思潮。最早提出无意识的是英国神学家拉尔夫·柯德俄斯，他在《宇宙之真的推理系统》（1678 年）中指出："生命中可能存在着某种我们不能清晰地意识到或不能及时注意到的能量——对于它的作用，我们称之为生命的感应。"

18 世纪法国启蒙运动的先驱、伟大的哲学家卢梭最早从情绪方面探讨了无意识问题。卢梭说他自己常常有一种难言的抑郁情绪，这种情绪的形成，既不是来自他的理性判断，也不是来自于意志，而是来自一种自动的压迫状态。

德国古典哲学家黑格尔的整个哲学体系都建立在无意识的历史进程在个体中部分地转变为意识的设想上。谢林则提出了无意识本能在自我中转变为意识的看法。无意识概念在叔本华、尼采的哲学中都占有一定的地位。叔本华哲学中的生存意志相当于无意识成分，他自始至终都强调这种无意识意志在人和自然中的作用。尼采将叔本华的生存意志发展成权力意志，他不仅承认无意识的存在，而且认为无意识活动是人的大脑中最伟大最基本的活动，意识仅仅触及了表面。

19 世纪法国物理学家、心理学家费希纳对无意识的思想发展也有贡献。他指出，心理类似于冰山，它的相当大的一部分藏在水面以下，意识的作用是由下面的潜流推动的。费希纳的这些想法对弗洛伊德有很大的影响。

弗洛伊德从总体上把人的心理过程分为两个层面——意识层和无意识层，在这两个层面的交接处有一个过渡段叫前意识。他说："精神分析的第一个令人不快的命题是：心理过程主要是潜意识的，至于意识的过程则仅仅是整个心灵的分离部分和动作。"弗洛伊德强调人的心理过程主要是无意识的，意识的过程是由无意识过程衍生出来的。弗洛伊德认为，意识只是人的精神结构中很小、很微弱的部分，它源于潜意识。他指出："意识效果只是潜意识的一个遥远的精神产物，而潜意识的出现与动作常常为意识所不知。""潜意识乃是真正的精神实质。"由此可见，弗洛伊德把意识看做是潜意识的产物，意识与潜意识是流和源的关系，潜意识是源，意识是流。弗洛伊德认为，意识是目前正在进行的、可感觉到的心理活动，它的地位相当于人的感觉器官，其功能与我们所说的知觉系统相类似。而潜意识则是我们无法直觉的精神活动，无法知觉的意识，但它有巨大的能量。意识与潜意识就像大海里的冰山，露在水面上的是意识部分，淹没在水面下的就是潜意识部分。因此，有人把弗洛伊德的潜意识理论形象地称为"冰山理论"。

弗洛伊德的潜意识理论为人类认识一个"看不见"的领域作出了重要贡献。同理，它对于我们进行催眠的实践和研究也具有重大意义。催眠状态实质上就是一种潜意识状态，催眠术就是通往潜意识的"桥梁"。催眠师应用催眠手段使被催眠者由意识状态进入潜意识状态，而后的一切活动，包括咨询、治疗、对话乃至表演，都是在被催眠者的潜意识状态下进行的。

弗洛伊德从人格的角度把人分为本我、自我、超我。本我是最原始的、无意识的心理结构，它由遗传的本能和欲望构成。本我是一种心理性的冲动，受快乐原则支配，追求满足。自我受知觉的影响，修正本我，代表理性和社会认知部分，遵循现实原则，接受外界的现实要求。自我的大部分精力用于控制和压抑来自本我的非理性冲动，但自我并不完全否定本我的要求，而主张用合理的方式来满足本我的要求。超我是人性中最高级、最有良知的部分，遵循道德原则。超我代表着人性中的理想成分。在正常的人格系统中，本我、自我、超我三者处于平衡状态，而其中的自我，既调节人格结构内部的关系，也调节人格系统与外界的关系。弗洛伊德认为，本我、自我、超我三者之间失衡，就会产生心理疾病。

四、精神与物质的能量转换

人是由物质和精神两大系统构成的统一体。这里所说的物质，是指人脑和人体组织；精神，则指人的思想意识活动。马克思主义哲学观认为，物质是第一性的，物质决定精神。同时，精神又反作用于物质。精神是人脑的产物，是人脑对客观现实的反映，人脑是

17

精神的物质基础，是精神的器官。精神与物质在一定条件下互相转化。也就是说，人体也遵循着能量守恒和能量转换定律，在一定的条件下，心理能可转化为物理能，物理能也可转化为心理能。

从物质性角度讲，人脑这一支配躯体活动的"司令部"发出的指令主要靠神经系统来完成。神经系统包括中枢神经系统和周围神经系统两大系统。中枢神经系统包括脑和脊髓。周围神经系统包括躯体神经系统和自主神经系统。脑包括脑干、小脑和前脑。脑干包括延脑、脑桥和网状系统。前脑包括视丘、下视丘、边缘系统和大脑皮质。自主神经系统也叫植物神经系统，包括交感神经和副交感神经两个系统。

以上这些神经组织，各有其功能，它们分别支配和管理着人体躯干和内脏，负责运动、视觉、听觉、嗅觉、味觉、触觉、内分泌、性、饮食、学习、记忆、语言等活动。现代医学科学研究表明，人的精神活动不仅产生于大脑，而且可以反过来，通过神经系统对人体的每一个部位和器官产生作用。比如消极情绪，不仅会使人的大脑功能下降，记忆力减退，而且会使人的胃肠功能紊乱。临床医学证明，冠心病、高血压甚至糖尿病和有些癌症，都与精神因素有关。还有研究表明，害怕和恐惧会导致人的免疫力下降。这就是精神与物质的关系，是精神对物质的反作用，是情绪引起的生理反应。

在现实生活中，经常有由于精神因素引起躯体症状的现象发生，比如"暗送秋波"这一美好情绪（心理能）会立即引起秋波肌扩张、血压升高、面颊红润、心跳加快、瞳孔放大等一系列的生理反应。再比如癔症，很多患者就是长期接受消极暗示导致发病的，这是精神与物质转换的典型症状，也叫阴性暗示症，催眠是一种阳性暗示现象。

催眠是通过催眠师重复、单调的语言或非语言诱导，使被催眠者产生视听觉的疲劳，进而进入一种狭小的意识空间，其意念（注意力）集中指向于躯体的某个部位或者全身，由于精神对物质的反作用和催眠程度的加深，催眠师发出的指令作为一种信息，通过意念——神经这一"传导通道"传到全身，就会立即引起躯体知觉和形态发生变化。如"人桥"现象，就是在催眠状态下，脊神经作用引起肌肉紧张的缘故，也是心理能转为物理能的现象。

"心理烧伤"实验也足以证明精神、心理与生理之间的关联。如对被试在催眠状态下进行暗示："现在你的手要被烧红的铁块烫着，马上发红、起泡。"然后，用一个常温的铁块触其手背，受术者会立即惊慌地把手移开，好像真的被烫着似的。用显微镜检查其"烫伤"处，病理变化与一般烧伤毫无两样。这种现象具有重要的价值，它揭示了心身疾病形成的基础，即纯心理或精神刺激可导致器质性病变。同理，纯心理的刺激也能治愈生理疾病。

五、人体还存有待开发的未知领域

现代科学技术的发展，揭示了许多人类以前不曾认识的未知领域，尤其是纳米技术的诞生，更是改变了我们原来建立起的宇宙观，极大地拓展了我们的视野和认知空间。然而，我们也不得不承认，自然界，也包括我们人体本身，还有很多奥秘没有被人们所认识。比如，"特异功能"现象，我们就无从知晓，无法解释。再比如巴尔扎克的《人间喜剧》包括 91 部小说，其中出现了 2400 多个人物，那些人物分属他并不熟悉的各个阶层，有些甚至是他死后才出现的，他都写得栩栩如生，这说明他的意识已经超越了他所处的那个时代。这又作何解释？这样的例子不胜枚举。有人说这也是特异功能。

人体是一个奇异而复杂的机器，不仅自身互相协调，而且在血缘亲属之间还会有超越空间的信息传递，并发生奇妙的作用。现代科学研究表明，任何物体都有自己的"场"，就人体而言，场不仅随人体而存在，而且可以离开人体而存在，场与场的作用，便形成了信息传递。血缘愈近，信息愈强。1985 年 1 月 1 日，齐齐哈尔市市民冯女士的儿子王某不慎额前碰了一个大包，做母亲的冯女士自然十分心疼。谁知第二天冯女士在梳头的时候竟发现自己的额前也鼓起了一个与儿子同样大小的包，奇怪的是自己根本就没有被碰过。这就是信息在母子之间传递的结果。"信息链"在孪生人之间表现得最为突出。在英国的一个小镇诺斯维克，有一对孪生姐妹，她们不但一同出生、一同生活，而且还一同死亡，她们的思想言行总是一致的。1994年4月8日，她俩双双死于心脏病，倒在自家的后门旁。她俩有一种特别的感应能力，两人不说一句话，也能知道对方在想什么。最神奇的是生病，其中一个生病，另一个也一定生病。

生命信息充斥在宇宙空间，要捕捉这些信息是很难的。现代科学技术对此几乎是一筹莫展。要捕捉生命信息，还得靠生命本身。比如前面讲到的"特异功能"。

在生命信息和特异功能方面，人还可以表现为有预感和先知。戴高乐将军当选为法国总统后，曾对一个部长说："我将来不是被暗杀，就是暴卒。"这是戴高乐对自己生命信息的感知。结果，1970年1月9日，正当家人准备为他筹贺80寿诞时，他却猝死于拉·布瓦慈利住所的书房里。

以上这些，都说明人体自身存有很多有待揭密的未知领域。催眠也是如此，其机理还有待更深入的探究。

马克思主义哲学观认为，存在决定意识。暂不被我们所认识的东西并不等于不存在，有物理学家研究发现，就我们当今的水平所能认知的物质世界，仅占整个宇宙空间的4%，还有96%的所谓暗物质、暗能量不知道是什么东西。因此，把我们能否感知到作为物质是否存在的依据无疑是错误的。事物是发展变化着的，我们的认知观也应与时俱进。这完全符合马克思唯物主义哲学观。古人梦想的"嫦娥奔月"，今天成了现实。今天发达的科学技术及其成果，对古人来说肯定是不可思议的。同理，自然界包括我们人体自身至今无法解释的很多奥秘，一定会被后人所揭示。因此，催眠术的真正机理有待后人解密。作为一位从业者，能运用催眠术为他人造福就足矣。

第四章　催眠术的作用

催眠术的作用十分广泛，它不仅能治疗心理疾病，还能帮助人们改善睡眠，消除紧张、疲劳，恢复体力和开发潜能，提高记忆力。总的来说，催眠术的作用可以概括为六个方面。

一、开发功能

开发功能主要是智力智能开发，或者叫潜能开发，包括儿童智力开发。人类是自然界发展的最高产物，是"万物之灵"。人类靠什么成为"万物之灵"呢？靠的是智能。智能是人类最本质的特征。人类依靠智能，不断地认识世界，改造世界，创造了人类文明。

创造是人类的本性，是人类社会赖以存在和发展的灵魂和根基。但是，当人们论及创造力时，往往就联想起爱因斯坦、爱迪生、居里夫人、牛顿等创造发明大师。实质上，创造力是每一个正常人都具有的能力。人作为一个高级生命体，一个社会性动物，其自身蕴藏着高度的智慧力和巨大的潜能。但是，由于人们历来只重视科学、艺术的创造和技术成果的发明，而往往容易忽视对创造发明本身的研究和对自身潜能的开发利用，加之人的大脑至今仍是未解之谜，这就使得人们把创造发明看得神秘莫测，以为它只是少数智者的事情，而与己无关，结果白白地把自己的创造潜能给窒息了。其实，我们只要稍稍留意就可以发现，创造就在我们身边，就在我们的现实生活当中，创造的权利就掌握在每个人手中。从奥运健儿的夺冠到歌星影星的走红，从各项专利的获奖到人造卫星上天无不说明，人们身上蕴含着巨大的创造性和潜在的能量。自信和执着就是开启这座宝藏的钥匙。

有研究表明，在静态情形下，人的潜能不易被开发，只有在竞

21

争和紧急状态下，人的潜能才容易被激发。然而，实践证明，催眠术这种特殊形式和特种技术，可以有效地开发人的潜能和增强记忆力；也可强化职业兴趣，可作职业性的测试和指导，还可在一定程度上开发儿童的智力。例如，有的人懒散懈怠，无精打采，或做事注意力不集中，效率低下，等等，通过催眠，就可以使这种状况得到改善，使他们变得精神振作，充满朝气与活力。

二、保 健 功 能

首先，补充睡眠，恢复体能。在现实生活中，我们都有这样的经验，即劳累一天后，身心非常疲惫，只要很好地睡上一觉，第二天醒来就会感到精神很好，精力充沛。这是因为，睡眠能消除疲劳，恢复体力。催眠也同样具有这种功能。催眠虽然不等于睡眠，但是，应用催眠术可将人导入睡眠状态，使人得到很好的休息。同时，也可以作催眠放松，使被催眠者在比较短的时间里面消除疲劳、紧张，恢复生理机能，起到很好的身心保健作用。

其次，集中注意力，增强记忆力。注意力和记忆力是直接影响学习和工作效率的两大重要心理因素。智力的核心是思维能力，注意力不集中就会影响人的思维活动和削弱人的思维能力。记忆力好是学习好的重要前提，记忆好又是以注意力集中为基础的，从某种角度讲，没有注意就没有记忆。然而，由于社会环境的影响和心理、生理等原因，注意力资源被大量浪费。如喧闹、嘈杂的城市环境，网吧的诱惑，浮躁的情绪等造成注意力分散，这也是影响当今大、中、小学生学习效率的重要因素。尤其是高考前的学生，由于学习负担重，精神压力大，容易导致注意力分散、记忆力减退，这成了他们学习的主要障碍。通过实施催眠，可以有效地使其集中注意力，提高记忆力，并使其缓解心理压力，比较轻松地面对学习和考试。

再次，老年人的心理调适。老年人或因组织器官老化引起生理机能衰退，或因退离工作岗位后的不适，或因在单位、在家庭里面失去支配权而产生的心理落差和不适，或因身边无人而产生的孤独感，或因身体疾患而产生的痛苦……这些都需要调整和抚慰。在催眠状态下，通过催眠师的良性语言刺激和心理按摩，可使老年人的身心得到改善，从而达到防止衰老、延年益寿的目的。

三、教育功能

催眠术的教育功能是多方面的，如果能充分利用，就可收到良好的教育效果。

首先，培养学习兴趣。兴趣是人的心理倾向性因素，兴趣的不同表明了人的个性倾向的差异性。职业兴趣会直接影响人的职业成就。同样，在学习活动中，学习兴趣对于学习的意义也是非常重大的，学习兴趣会直接影响学习的效率和学习成绩。时下，不少学生学习乏味，毫无学习兴趣，情绪异常浮躁。事实上，不少青少年学生迷恋于网吧，起因就是没有学习兴趣。还有不少很聪明，或者说天赋很好的孩子，由于从小就没有培养良好的学习兴趣，而学习成绩平平。催眠可帮助克服这一困难。在催眠状态下，被催眠者能无条件地接受和服从催眠师的指令，通过增强学习兴趣的指令和暗示，被催眠者术后能按照指令提高学习兴趣，即使是遇到枯燥无味的内容也会孜孜不倦地学习，并且会收到良好的学习效果。

其次，提高理解能力。理解能力与人的思维方式和思维速度、悟性有关。通过催眠，不仅能提高学习兴趣，还能充分调动人的潜能，提高人的想象力和反应速度，改变人的思维方式，提高人的理解能力。在催眠状态下能悟出难解的问题，迅速理解施术者的指令，思维的敏捷度和反应能力都能保持在相当高的水平上。在催眠状态下人能变得"聪明、灵活"，经常催眠就能提高这种能力。

再次，防止考前焦虑。考试往往成为一些人的心理负担，这种沉重的心理压力作为应激因素，造成人的考前焦虑和考试过程中的紧张情绪。尤其是一些高考前的学生，他们学习负担重，心理压力大，常出现失眠、头昏、心悸、烦躁，甚至心率加快、血压升高的现象。这是由于对高考的期望值过高和对考试的恐惧造成的焦虑反应。心理学认为，当期望与能力之间产生反差时，必然导致焦虑反应。这种紧张焦虑情绪会影响水平的正常发挥，导致考试失败，造成事与愿违的结果。有调查表明，不少学生在高考中失败，就是因为精神紧张所致。因此防止考前焦虑的关键是消除紧张情绪，缓解心理压力。最有效的方法是心理疏导和实施催眠。在催眠中采取增强信心，稳定情绪，消除紧张，逐步"脱敏"的方法，能消除考前焦虑，让考生用一种平和的心态投入考试。

四、竞 技 功 能

目前，越来越多的业内人士认为，心理因素是影响比赛成绩的重要因素。北京体育大学运动心理学教授李淑娴认为，中国运动员在很多国际比赛中本可夺得更多大奖，但由于心理紧张原因而使有些运动员与大奖擦肩而过。她同时指出，"想赢怕输"的心理是失去大奖的主要心理因素。"想赢怕输"的心理使运动员背负着沉重的心理负担，注意力难以集中，这样往往会影响竞技水平的正常发挥。如果能建立起"想赢不怕输"的心理机制，反而可以轻装上阵，比赛成绩就会更佳。因此，培养运动员良好的心理素质与训练提高其运动技能同等重要。所以，越来越多的比赛团队都配有心理辅导师甚至催眠师。

催眠术应用于体育比赛中，尤其是当代剧烈竞争的项目中，就是为了提高运动员的自信心、情绪控制力，使他们集中注意力，帮助他们开发潜能，迅速消除其运动后的疲劳，缓解肌肉紧张以及减轻创伤性疼痛等。同理，催眠术也可以在演讲比赛、考试比赛等活动中发挥作用。

五、司 法 功 能

催眠术在司法侦查中的应用已有较长的历史。通过催眠手段获取的资料虽然不能作为司法审判的依据，但至少能为进一步侦破案件提供线索，并能为预防再犯罪提供帮助。催眠术在司法中的应用至少有以下几个方面：

首先，获取侦破线索，剖析犯罪真相。犯罪嫌疑人在清醒状态下，往往拒绝交待自己的犯罪事实，或者转移视线，避重就轻。这在很多无直接证人或证据的情况下，给案件的侦破工作增添了难度，影响破案的效率和社会的稳定。催眠状态是"无抵抗"的潜意识状态，在催眠状态下，犯罪嫌疑人会毫无保留地说出犯罪真相。当然，这种状态下说出的犯罪事实还不能作为判罪的客观证据，但它能为侦破案件提供线索，成为突破案件的"缺口"。同时，一个犯罪行为是受复杂的心理所支配的，运用催眠术，可分析犯罪心理产生的基础、原因，揭开深层次的心理结构，为有效控制犯罪提供参考，为侦破其他案件提供经验。

畏罪、侥幸、恐惧心理是犯罪嫌疑人在审讯中普遍存在的一种心理现象，也是审讯犯罪嫌疑人的主要障碍。因此，突破心理防线、解除顾虑和打消对立情绪就成了审讯成功与否的关键。这种情况下，可采取反抗性催眠或借助药物进行催眠。

其次，判定责任能力。催眠术能帮助判定被告人的精神状态是否属于正常，提供给精神科医生做进一步检查，最后判定其责任能力。

再次，协助教育改造。一个人走上犯罪道路，不仅受个体主观因素的影响，也与个人成长和生活的客观环境有关，在长期内外不良因素的作用下，可导致犯罪。有些人犯罪有其必然性，有些人犯罪纯属偶然，有些人犯罪则与个性缺陷有关。不论犯罪的原因和动机，不论是偶犯、惯犯、累犯，还是故意犯罪或过失犯罪，他们在被拘留、审讯、判刑和改造的过程中，都有复杂的心理活动，出现各种情绪状态。尤其是被投进监狱后，随着强制改造和生活习惯的改变，原有的动力定型模式遭到破坏，由于言行受阻和失去自由，便会产生焦虑反应，情绪会极不稳定。有的会抱着无所谓的态度，产生对立情绪；有的会紧张、烦躁、恐惧，产生孤独感；有的会后悔自责、悲观绝望，甚至自残自杀；有的会更加仇视社会或他人，愤怒、暴躁，甚至产生攻击行为等。这些情绪和表现，都不利于其认罪悔过，服刑改造，也给管教工作带来了难度。应用催眠术，对于稳定犯人的情绪，使其认罪悔过有一定帮助。在催眠状态下，催眠师首先帮助犯人端正认罪态度，正确认识和评价自己的罪行及判决结果，使其产生认罪、伏罪、悔罪和积极改造的愿望，进而帮助犯人剖析犯罪的根源和危害，消除导致犯罪的错误观念。最后鼓励犯人树立起改造自己的信心和正确的人生信念。

六、咨询治疗功能

催眠术在心理咨询和心理治疗中的运用是十分广泛的。从催眠术的产生到布雷德给其以科学定义，到弗洛伊德用于精神分析之中，再到今天，它一直被用于心理咨询和心理治疗之中，甚至可以说，它还可用于一切与心理因素有关的生理疾病的治疗之中。

随着社会的进步和现代医学科学的发展，人类的健康观念和医学模式发生了根本性改变，人们越来越清楚地认识到，人是社会的存在物，人的存在是生理、心理、社会三大系统共同作用的结果。因此，人的健康不仅仅是躯体的健康，它应包括躯体无疾病、心理健康和社会适应良好等方面的全面健康。人的生命是生理、心理、社会三大系统相互作用、协调发展的结果。因此，我们要建立整体医疗观，即在治疗疾病时，不能只看病不看人，或者说只见物不见人。人类的疾病种类繁多，然而归结起来无外乎四大类，即躯体疾病、身心疾病、心身疾病、心理疾病。

躯体疾病。由理化、生物因素致病。如感冒、发烧、支气管炎、哮喘、非典、麻风病、艾滋病、血液病，内脏器官的疾病、遗传性疾病及躯体伤残等。

身心疾病。由生理因素引起的心理疾病。如脑外伤、身体残疾、癌症等引起的心理疾病。

心身疾病。由心理因素引起的身体疾病。如厌食症、暴食症、吞咽症、口吃等。

心理疾病。心理社会因素引起的心理疾病。如神经症、精神病。

26

上述四类疾病中，除躯体疾病和正在发作期的精神病外，几乎都可运用催眠术进行治疗。也就是说，但凡与心理因素有关的疾病，通过催眠治疗，或多或少地会收到疗效。除此之外，催眠术还可用于外科手术止痛，戒烟、戒酒、戒毒等的治疗之中。

第五章　催眠术的相关问题

催眠术实施的过程是一个主客体精神互动的过程。有效的催眠必须做好充分的准备。

一、术前准备

（一）催眠的环境要求

规范的、专业的催眠术实施必须有良好的催眠条件和环境，有标准的催眠室和特殊的布置。通常应注意以下方面：

①房间。房间的大小要适宜。房间太大，容易分散被催眠者的注意力；太小，容易使被催眠者感到压抑，因此，房间过大或过小都不适宜做催眠。一般以 $10\sim15m^2$ 为宜。

②光线和照明。催眠室内应避免太强的光线射入，也不宜有太强的照明，以比较柔和的灯光间接照明为好。

③室温和室内布置。室温不宜过冷或过热，过冷、过热都不利于被催眠者的注意力集中，一般以 25℃ 为宜。室内布置应简单、典雅、暗淡，给人以沉静和安全的感觉。

④声音、气味、空气。催眠室内应保持安静，以避免噪音的干扰，不要有异味，还应保证空气新鲜，给人以宽松、舒适的感觉。

⑤设备。催眠室内要有特制的催眠床或催眠椅，有专用的催眠灯和摆锤等催眠用具。

（二）充分了解受术者的基本情况

要使催眠顺利地进行和达到预期的目的，催眠师必须首先对被催眠者有足够的了解。其中包括对被催眠者的年龄、民族、文化程度、家庭及社会背景的了解；对被催眠者的个性特点和心理问题或心理疾患及其造成的原因的了解；对被催眠者接受催眠的动机和态度的了解；对被催眠者关于催眠术的认识程度的了解等。

（三）感受性测定

感受性即受暗示性。人的感受性对催眠能否成功意义极大，感受性越强即受暗示性越强，催眠的成功率越高，催眠的程度也越深；反之亦然。从理论上讲，有25%的人为高强感受性者，极易受暗示；有25%的人感受性差，不易受暗示；有50%的人居中。换句话讲，有25%的人很容易被催眠，而且能达到深度；有50%的人能达到中度催眠；还有25%的人不易被催眠。但是，实践证明，只要有催眠的愿望和动机，并积极配合，再难被催眠的人，通过反复多次，是可以被催眠的。在这里介绍几种催眠感受性的测定方法。

1. 抬手法

嘱咐被催眠者站稳或坐正，并将手臂放松，催眠师握着其中一只手臂上下摆动多次，如无抵抗甚至能自行上下摆动，或者当催眠师的手已经放开，而被催眠者随着催眠师发出的上下指令，其手臂还在上下摆动，说明其感受性强；如有抵抗，或手臂不随催眠师的指令而动，说明其感受性差。经解释，或反复多次仍没有变化，则更说明其感受性差。

2. 后倒法

让被催眠者站好，心情放松，并告诉他，不要怕跌倒，会有人帮助防止其摔倒。催眠师立于其后，令其两手下垂，双目微闭，身体向后倒，当被催眠者果真向后倒，说明其感受性强；反之，则说明其催眠感受性差。

3. 凝视法

催眠师面对被催眠者而坐，伸出拇指，令被催眠者凝视片刻，观察其能否较久地注意手指，然后缓慢地上下左右移动手指，若其眼珠能随手指而动，说明其感受性强，反之则弱。

4. 抬腿法

让被催眠者坐定，叫其放松两腿，然后说："你的腿已开始放松，渐渐地会软弱无力，甚至麻木，抬不起来了，你试着抬。"如果被催眠者真的抬不起腿，或者抬腿困难，说明其感受性强，反之则弱。

5. 错觉法

拿两杯红糖水，对被催眠者说，其中有一杯是红酒，如果被催眠者通过目测，真认为有一杯是红酒，说明其感受性强，反之则弱。

上述五种催眠感受性的测定方法，在实施催眠前可灵活运用，可用其中一种方法，也可以几种方法同时使用，借此来判定被催眠者能否接受催眠。

二、催眠有效性的关键因素

专业的催眠技术操作起来很讲究规范和程式，但是，在实施的过程中，有的催眠师催眠效果好，有的不好。这是因为，催眠过程是一种催眠师与被催眠者之间心理互动的过程，它不同于生理治疗，仅凭医生高超的技艺就能收到很好的疗效。因为医生给病人治病，尽管现代医学也提倡心理安抚，但主要是靠打针吃药，它是一个生化过程，它的疗效一般不受病人的意志支配。而催眠是一个心理过程，仅凭催眠师的高超技艺是不够的，它是一个主观性很强的活动，需要被催眠者主动积极地配合。因此，被催眠者对催眠的态度和信念，对催眠师的信任，或者说催眠师在被催眠者心目中的权威性等是影响催眠效果的重要因素。

（一）催眠师的魅力

催眠中，催眠师的魅力包括两个方面，一是催眠师的人格魅力，二是催眠师的技术魅力，亦即俗称的权威性。

催眠中，催眠师与被催眠者是一个治疗联盟关系，彼此应相互依存，平等互动，相互配合。在这个联盟中，尽管从理论上讲人格是平等的，但实际上催眠师处于主导地位，被催眠者是求助的一方，处于弱势地位。在这种实际地位不平等的情况下，强势一方的催眠师不仅要有高超的技术，而且还要有将这种技术人性化的能力。也就是说，作为一名催眠师，一定要有良好的职业操守和人格魅力。催眠师的人格魅力是使被催眠者对其产生良好印象的关键，也是被催眠者对催眠师和催眠术产生信任的关键。催眠师的人格魅力从一开始就在影响着被催眠者及其对催眠的信念。或者换句话讲，被催眠者了解催眠术是从感知催眠师开始的，在催眠师力图了解被催眠者的情况的过程中，被催眠者也在观察、了解甚至考察催眠师的人品、技术等问题。因此，催眠师良好的人格品质、接纳的态度、儒雅的谈吐、科学的解释、坚定的信念等因素形成的人格魅力，会增强被催眠者的安全感。被催眠者对催眠师的信任，就会产生暗示作用，它直接影响催眠的效果。

催眠师应该把被催眠者的利益放在首位，设身处地，尊重关爱被催眠者，理解接纳被催眠者。耐心细致地向被催眠者解释催眠技术并说明对被催眠者的治疗意义。让被催眠者充分了解催眠术，消除疑虑和恐惧心理，从而积极配合催眠师的催眠。

（二）被催眠者的信念

前面讲过，催眠过程是一个施、受体双向互动的过程，是两者的联盟。在这个联盟中，除了催眠师的人品和技术外，被催眠者对于催眠师的信任和对催眠的信念及目的性，也是催眠能否成功的关键因素。催眠实践证明，被催眠者对催眠的信念是建立在对催眠术价值认同的基础上的，从而也就确立了比较明确的价值目标和心理取向，进而积极配合，甚至"言听计从"。这样，不仅会消除催眠阻抗，而且会提高催眠的效果。

（三）催眠技巧

一个有效的催眠过程，除了前面所说的催眠师的人格魅力和被催眠者对催眠的信念之外，催眠师的催眠技巧和专业功底也是至关重要的。一个训练有素的催眠师应该把握三个环节和掌握一个要领。三个环节是：术前的有效沟通，术中的正确诱导，术后的适当暗示；一个要领是：讲究语言艺术。

术前的有效沟通。术前的有效沟通是术前准备的关键，是催眠的良好开端和成功的基础。通过有效的沟通，可增进催眠双方的了解和信任，从而接纳对方，建立起良好的咨访关系或治疗联盟。

术中的正确诱导。术中的诱导是指被催眠者已经进入催眠状态后所作的咨询或治疗式的指导和帮助，它是对催眠师技术水平的考验。如果说术前的有效沟通是催眠术能否成功的重要前提，那么，术中的诱导和帮助是否得当则是催眠术的咨询或治疗能否成功的关键。

术后的适当暗示。术后的适当暗示是指催眠后暗示。催眠后暗示对于咨询或治疗是非常重要的一环，甚至不少心理疾病能否治愈的关键就在于催眠后暗示。催眠后暗示一定要适当，暗示的度应以被催眠者心理问题的大小和咨询治疗的进程为依据，要循序渐进，不能太慢，也不能过分夸张，更不能有负性暗示。

催眠中的语言艺术。催眠中，语言技巧是非常讲究的，从某种程度上讲，甚至可以说催眠术就是一种语言艺术，语言直接影响催眠效果。催眠中的语言与日常生活中的语言是不同的，催眠中的语言比较专业和规范。催眠中的语言语音特点应当是坚定、自信、有力，抑扬顿挫、重点突出；还应缓急适度、优美动听，富有感染力；也应根据不同的对象，灵活运用，不断地调整语气语调。尽量避免使用命令语气，切忌模棱两可的语言。

三、催眠障碍与催眠禁忌

在实施催眠的过程中，人们最担心的往往是催眠能否成功或催眠会不会出现问题甚至意外。这里面实质上涉及两个问题，即什么因素影响催眠和催眠会不会产生副作用，或者有无禁忌症。

（一）催眠障碍

影响催眠效果的因素很多，但归纳起来可分为三大类。

1. 逻辑障碍

所谓逻辑障碍，是指在催眠过程中，被催眠者的意识活动与催眠师的指导语言不合拍，超前或滞后，甚至有的被催眠者无法理解催眠师的指导语或者不懂得如何放松。其思维逻辑游离于催眠师的语言诱导之外。在这样的情形下，催眠很难成功。

解决催眠中逻辑障碍的关键，是向被催眠者进行有关催眠的基本常识的宣传和解释工作，并教其一些催眠放松的基本要领，使其懂得什么是催眠，从而消除对催眠的神秘感，知道如何放松，做到有效地接受催眠师的指导，配合催眠师的工作。

2. 情感障碍

情感障碍是指被催眠者由于对催眠师的不信任或怀疑而产生的情感上不接纳甚至抵触催眠师的情形。在这种不接纳和怀疑状态下，催眠是很难进行的。

解除情感障碍的关键是彼此之间的沟通，增进催眠师与被催眠者之间的相互了解，加强感情交流和做一些解释工作，使被催眠者能正确地对待催眠和接纳催眠师。

3. 意志障碍

意志障碍是指被催眠者在催眠过程中注意力难以集中于催眠师的指导语或者有意抵制催眠的情形。在这种状态下，催眠是无效的。被催眠者还要防止心理学上讲的所谓"转换努力"的心理法则，即越努力越不成功的现象。充分发挥想象的作用，本着顺其自然的态度，尽量避免意志的干扰。

（二）催眠的副作用

催眠中，人们追求的是催眠效果——良性效应。一般来说催眠是没有副作用的，但也不是绝对的。催眠的副作用产生于催眠师的不良暗示，也就是说不良的语言诱导会产生消极的后果。因此，催眠中应避免错误的诱导。催眠前应拟订一套完整的、规范的指令预案，施术时要随机应变，灵活运用，以不伤害被催眠者为原则，尽可能避免催眠副作用的产生。然而，产生了副作用也不应害怕，通过再一次催眠即可消除。

1. 催眠副作用的处理

在催眠过程中，由于催眠师的某些失误，尤其是出现语言诱导错误，或者由于被催眠者自身的原因，产生一些负面反应，或者副作用也是不足为怪的。这种情况下，作为催眠师一定不要惊慌失措，要冷静应对，妥善处理。催眠中最容易出现的四种不良反应及处理办法如下：

（1）情绪剧变及其处理。在催眠过程中，由于触动被催眠者的心理创伤或者其他什么原因而引起其潜意识的情绪激动而产生剧烈的情绪反应，比如出现对催眠者的敌意、对抗甚至谩骂，或嚎啕大哭等，对这些情况，催眠师一定要有思想准备，不要惊慌。要知道这恰巧是有效治疗的开始，这说明已触及了被催眠者的"要害"和"痛处"，即深层次的本质的东西。一旦这些东西得到释放和消除，病情就会缓解或痊愈。

排除这一故障的办法，仍然是语言诱导，催眠师应以诚恳、理解、宽容和支持的态度，用婉转动听的语言进行暗示："我完全理解你此刻的心情，你这种心理是长期压抑的结果，你受到的伤害和经历的痛苦太多，你很不容易，我知道你是信任我的，你就痛痛快快地把你的痛苦发泄出来吧，发泄出来你就会平静下来，我很同情你，也很乐意帮助你。"通过这样的暗示和诱导，被催眠者会很快安静下来。如果还有敌意，催眠师也不必紧张，可继续用上述语言反复诱导几遍，加大信息量，或者适当调整语言内容，比如说"我是你的朋友，你一定会接纳我，信任我，我们一起来克服困难，摆脱困境"等。只要催眠师自信、坚定，并科学地运用语言艺术，最终一定会取得成功。

（2）感知障碍及其处理。催眠过程中，由于暗示语不当或被催眠者感觉阈发生改变，就会出现躯体的感知障碍，如肢体无力、抽动、躯体疼痛、头疼、恶心等。这都是语言诱导失误或程序不到位引起的。比如在暗示中说："你的下肢无力，抬不起来了。"最后又未做解除无力的暗示，被催眠者就有可能会一直处于无力状态。遇到这种情况，只需做解除无力的诱导就行了。躯体疼痛或恶心也一样，遇到这种情况，给一个解除信号即可。

（3）呼吸困难及其处理。同样，由于操作不当的原因，催眠过程中被催眠者可能出现胸闷或呼吸困难，遇到这种情况，一定要及时处理，不然，可能会造成较严重后果。因为胸闷或者呼吸困难，可能缘于呼吸系统功能改变，也可能与心血管系统有关。比如，被催眠者的心脏功能不好或者本身就有心脏方面的疾病。这些问题，是我们在催眠中都应考虑到的。遇到这种情况可作缓解处理，比如说用"你的呼吸逐渐平缓了，恢复正常了，你的心跳也恢复正常了，不要紧的，会好的"等语言暗示，也可做叫醒处理。

（4）呕吐现象及其处理。比如有厌食症或者胃病的人，在接受催眠的过程中，由于催眠者操作不当，可能出现呕吐现象。遇到这种情况，也应该冷静。在这种情况下，催眠者就要做物理上的处理。比如说，抚摸被催眠者的胃部，清理其呕吐物和帮助其擦洗脸嘴等，以安抚慰藉被催眠者。更要做心理处理，要反败为胜。比如可以暗示："今天呕吐以后你的厌食情结会消失，你会恢复正常的食欲，你一定会好起来。"或者说："今天的呕吐对治愈你的胃病很有帮助，你的胃病一定会好。"等等。当然，如果被催眠者的呕吐不是因为上述原因引起，即被催眠者没有厌食症或胃病，而是因为催眠师的诱导失误造成的，则只需要反暗示即可。

2. 后催眠副作用及其处理

后催眠副作用是指被催眠者醒来以后出现的一些身体、心理、情绪等的不良反应。这一般是由于催眠中催眠师暗示不当或被催眠者对催眠的恐惧心理造成的，只要经过再一次催眠性暗示即可消除。若有一些轻微的反应，随着时间的延续，也可自然消除，不必太过担心。后催眠反应一般有以下几种情况：

（1）生理反应。有些人催眠醒来以后出现头痛、头昏、四肢无力或疼痛、胸闷、恶心等。出现这些反应的主要原因是催眠时间过长，在深度催眠状态下突然将其叫醒，叫醒前未作舒缓暗示等。

（2）心理反应。有些被催眠者醒来以后，出现记忆力减退、多梦、情绪抑郁或急躁，有的人甚至出现人格改变等。这些都是由于催眠师暗示失误或诱导不当造成的。人格改变则有可能是因为催眠师将自己的一些错误观念灌输给了被催眠者，或者是催眠师的一些不良的人格因素影响了被催眠者。这些情况，都可以通过再催眠予以调整。

(三) 催眠禁忌

作为催眠师，在实施催眠的过程中，不光要考虑催眠效果和防止催眠副作用，还应知道什么情况不能做催眠，即催眠禁忌。尤其是初学者，弄得不好，有可能发生意外。一般来讲，催眠的禁忌包括以下几个方面：

①有精神病家族史或精神病史的人。这类人若被催眠，很有可能诱发精神疾病。

②正在发作期的精神病患者。这类病人在催眠状态下，可能导致其病情恶化或诱发妄想。而且发作期的精神病人，由于认知异常，也无法交流和被催眠。

③癫痫病患者。这类病人被催眠可能使病情加重。

④肺气肿病人。这类病人被催眠可能发生意外。

⑤有严重心血管疾病的人。这类病人被催眠容易发生意外。

⑥年老体衰者。这类人，一是不容易被催眠，二是可能产生意外。

⑦对催眠有严重的恐惧心理，经解释仍持怀疑态度者不宜对其施催眠术。

第六章　催眠术的实施

催眠术或叫催眠法的种类很多，可从不同角度加以分类。比如从时间上分，有一般催眠和快速催眠；从空间上分，有近距离催眠和远程催眠；从主客体关系上分，有自我催眠和他人催眠；从受体的人数上分，有个体催眠和团体催眠；从催眠体位上分，有坐式催眠和卧式催眠等。这些都是就催眠形式而言的。就催眠的内容而言，标准规范的催眠有三种：第一种是语言暗示加视觉刺激；第二种是语言暗示加听觉刺激；第三种是语言暗示加肤觉刺激。催眠的本质是暗示，暗示的技巧是语言，所以说催眠是语言的艺术，是语言的编程。催眠过程中，甚至在实施催眠前，催眠师应根据不同的对象或病情，有针对性地编制好语言程序，一旦完成编程，在实施的过程中，就应按程序办事，不要随心所欲，同时根据催眠情况的变化灵活运用。

一、暗示治疗术

前面讲到过，有人认为，催眠术简直就是一种暗示术，不过作者认为，催眠术虽然以暗示为前提，但它并不等于暗示术。暗示或暗示术在很多领域里被应用，如医学、宗教、气功等，但它只是一种工具性的东西，并未成为一种专门的治疗技术。然而，它对于放松和缓解紧张情绪能起到很好的作用，甚至对于心理情绪因素引起的躯体化症状具有较好的疗效。因此，根据笔者的经验，在介绍催眠术之前，介绍一种暗示治疗术，以作铺垫。

本暗示治疗术即暗示术，专门针对由精神因素引起的躯体症状，如头痛、胃痛、肢体疼痛等，由患者自己操作，通俗易懂，简单易行，只要认真坚持，疗效可佳。

暗示术口诀：三三一一。即"三定三次，一病一治"。所谓

"三定"：定心、定位、定义。所谓"三次"：一日三次。

要领解读：

定心：把自己放在一个舒适安静的环境里面，取卧或坐姿，双目微闭，平心静气，全身放松。

定位：注意力指向疼痛部位，充分发挥想象力。

定义：也叫正向定义或正向暗示，想象（意念）疼痛马上会消失。坚持每天早中晚各做一次，每次5分钟左右，1个月为一疗程，一般1到3个疗程即可治愈。如果患者同时有几种躯体症状，只能一个一个地解决，不可同时混治。否则，会影响疗效。

二、自我催眠术

自我催眠术是指当事人自己对自己实施催眠的技术。它可起到促进睡眠、消除疲劳、养身益智的作用。自我催眠术操作简单，随时可用，效果良好，因此可广泛应用。

自我催眠的方法很多，这里介绍一种。

第一步：准备。当事人取卧姿或坐姿，男士左手心贴肚脐眼，右手心贴左手心，女士反之。双目微闭，自然呼吸，意识关注自己的呼吸，5~10分钟。

第二步：意念。天人合一，自然、和谐、放松。这里强调的是一种哲学观，即把自己放在大自然里面，达到天、地、人的合一，感悟到自己非常渺小，甚至可忽略不计，达到一种忘我的境界。在这种情况下就没有了烦恼和忧愁，没有了功利和杂念。久而久之，就会使之保持对人对事对物的一种平和心态。它对治疗失眠症和神经衰弱很有帮助。

第三步：呼、吸气。吸气如闻花香——深吸气并感觉你最喜欢的花香味；呼气送至远方——深呼气，同时想象高山、大海、天际，从具象到抽象，越远越好。

第四步：通体灌气。想着自己浑身每个毛孔都在吸收大自然有益的气体（元气），同时排出脏气。

第五步：舒展入眠。想到"现在全身已放松，很无力，很舒展，很想睡觉了"。自然睡去。

第六步：收功。醒来起床后，干搓手，干洗面各 15 次。

注意事项：

①催眠前可做觉醒暗示，即几个小时后或明天早上几点钟我会醒来。

②五个步骤当中，任何一个步骤都可能睡着，这是正常的，也说明自我催眠见效了。

③睡觉前最好不要做剧烈运动，也要防止暴饮暴食或饥饿。

自我催眠的本质是自我暗示。自我暗示在人们的生活当中，甚至人的一生当中是非常有价值的。我们只要留心，处处都有自我暗示。自我暗示分负性自我暗示和良性自我暗示。从某种意义上讲，好多人的烦恼或心理疾病都是负性自我暗示所致。通俗地说，也叫"疑神疑鬼"。懂得了这个道理，我们就应该尽可能地避免负性自我暗示，而充分发挥积极的自我暗示。所谓"心病还须心药医"，其本质就是自我暗示和自我调整，或者说是在咨询师的指导下，进行自我暗示和自我调整，抑或是将他人暗示转化为自我暗示。他人暗示不转化为自我暗示和自我调整，心病是无法医治的。在这里讲讲积极自我暗示的范例。

我们中国人都有睡午觉的习惯，俗话说习惯成自然，如果突然有哪一天不睡午觉，下午上班就会感觉疲乏、困顿、无精打采。但我们若是加一个良性暗示，情况就大不一样了。比如，我们知道中午有事睡不成午觉，我们就提前或者在下午上班时，进行自我暗示："今天中午没时间睡觉，一个中午不睡没有关系，下午上班一定会精神很好……"多次反复地暗示，一定会收到良好的效果。

还有，上班族，尤其是从事脑力劳动的上班族或学生，最怕的是中午睡觉醒不来而下午上班、上课迟到。这也无妨，也可以通过暗示解决这一难题，怎么暗示呢？在此教两种自我暗示的方法。

一种是相对暗示。如果是下午 2:00 上班、上课，在午休前，呈坐姿或者卧姿，闭眼后自我暗示："下午 1:40 我一定会醒来，不会耽误上班。"如此经常练习，一定会准时醒来。

另一种是绝对暗示。即午休前，呈坐姿或卧姿，闭眼后自我暗示："现在是中午 12:40，1 个小时后我一定会醒来，不会影响下午上班。"到时候真的会醒来。当然，这要反复多练，才能"修成正果"。不仅如此，赶车、赶船、赶飞机，如果是在早晨，人们也很担心醒不来，同样可以按上面的方法去做。

三、他人催眠术

他人催眠术指催眠师或者有催眠技术的人对别人的催眠。他人催眠一般用于心理咨询和治疗当中，当然也可用于潜能开发、教育、保健和司法工作之中。这都应由专业人士来操作。他人催眠术方法很多，这里介绍几种。

1. 语言暗示加视觉刺激法

使用这种方法时，一定要有视觉道具，如摆锤、灯（但光线不能太强烈）、钢笔等，首先让被催眠者的目光集中或凝视于这一道具上，同时催眠师用语言来诱导。视觉刺激能起到集中注意力、引起视神经疲劳的作用，有利于被催眠者进入催眠状态。视觉刺激的时间一般在2~5 分钟。

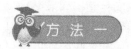

被催眠者取坐姿，身体和头靠在椅子上，两手自然落放在两腿上，以舒适为原则。催眠师坐在被催眠者旁边或斜对面，手拿道具，放在被催眠者眼前约 15 厘米远的地方，令被催眠者凝视，将注意力集中于物体的某一点上。

2~5 分钟后，催眠师用低沉、单调的语言加以暗示："你的眼皮觉得沉重了，你的眼珠发胀……你的眼睛疲倦了，你开始发困，越来越沉重了……你的眼睛睁不开了……你很想睡觉了，你的眼皮合在一起了，闭上了……你可以闭上眼睛，你睡吧……睡吧。"如果被催眠者有较强的感受性（事先要做感受性测定），进入状态的时间会很短。在凝视的过程中，随着暗示诱导的进程，应慢慢地把道具移近被催眠者的眼睛，并放下一些，这样，可使被催眠者的目光随着注意点下移，促使其眼皮加重的效果产生而随意闭合。当被催眠者闭上眼睛后，应进行从头到脚的放松暗示，使其进入催眠状态。暗示语为："请放松头皮肌肉，放松眼皮肌肉，放松面部肌肉，放松颈部肌肉，放松肩部肌肉，放松两臂肌肉，放松胸部肌肉，放松背部肌肉，放松腹部肌肉，放松臀部肌肉，放松腿部肌肉，放松脚部肌肉。好了，现在你的全身已经放松，请体会一下放松以后的感觉，你现在感到全身轻松，心旷神怡。渐渐地，你会进入催眠状态，进入催眠状态后，外面的声响你都听不见，但我的声音你始终听得很清楚，你始终与我保持着单线联系，并按我的要求去做。好了，现在你已进入催眠状态，不能动了，也不想动了，只感觉到很舒服。"

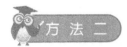

让被催眠者取卧姿，躺在催眠床上，稍作休息，双目微闭，捏紧双拳，全身用力，深呼吸 6 次，再缓慢舒展，睁开双眼。然后按方法一的操作程序进行凝视和放松诱导。

2. 语言暗示加听觉刺激法

单调、重复、有节奏的音响刺激可引起人的听神经疲劳，使人昏昏欲睡。如长途旅行中的火车轮子的滚动声，海岸波涛的拍打声，时钟的嘀嗒声等都可催人入睡，甚至使人进入催眠状态。

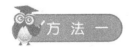

令被催眠者躺在催眠床上或坐在催眠椅上，姿势和体位以舒适为宜，在催眠室里放置一架摆钟或打击器，也可以是关于它们的录音，开机后等 5~10 分钟，先让被催眠者适应这种声

音，然后让被催眠者闭上眼睛听这种声音，过几分钟后，开始语言暗示，暗示语如下："请把注意力转向我的声音，按我发出的指令去意念……好了，你的注意力已同时关注到我的声音和打击器（或摆钟）上，除此之外，其他任何声音你都不会关注……除打击器以外的其他声音你会渐渐地听不见，但是我的声音你始终听得很清楚，并始终与我保持着单线联系，按我的指令去行事……好了，你的呼吸越来越均匀、平缓，越来越深了，随着打击器的声响，你会越听越放松……现在，你的全身已经放松，请你体会一下放松以后的感觉，你会感到全身无力，不能动，也不想动，但心情很舒展，很轻松愉快，是吧！（当符合时，被催眠者会点头，这种情况下就接着往下做，当说得不符合时，被催眠者会摆头，这样，需再做放松）……现在你的瞌睡越来越重，头脑越来越模糊了，你已经进入催眠状态……你的催眠状态越来越深了……"

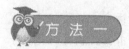

令被催眠者坐着或躺着，闭上双眼，听滴水的声音。5分钟后，令被催眠者依你的计数睁开眼睛，并立即闭上。此时开始数数并暗示："当我从1数到10时，你就会全身放松，眼皮变得沉重……你愈来愈睁不开了……你已经进入催眠状态……睡吧！"

3. 语言暗示加肤觉刺激法

这种方法要求被催眠者没有明显的性兴奋和性欲倒错或者性心理变态的情况。

令被催眠者躺在催眠床上。双目微闭，自然呼吸，仰卧入

42

静。催眠师站在床边手可操作被催眠者的地方。开始时用温暖、清洁的手（术前应在被催眠者面前洗手、擦干，有消毒条件的应消毒）轻触被催眠者的额头，2分钟后，将手拿开，放置在离被催眠者面部很近但不接触脸部，同时能使其感觉到手温的地方。此时用语言进行暗示："我的手从你的头部逐步移向你的脚部，随着我的手的移动，你的全身就会逐一放松，随之进入催眠状态。"这种特殊的催眠方法应做得缓慢、均匀，以引起被催眠者的肤觉反应，再加以沉睡的语言暗示，就很容易产生催眠效果。

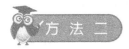

也叫快速催眠法。令被催眠者取坐姿或卧姿，催眠师将手按在被催眠者的头顶上。2~5分钟后进行暗示："现在你的头顶有了发热的感觉，这股暖流将会从头流向脚部，随着这股暖流的流动，你会感到轻松愉快，并且很快进入催眠状态。"

四、催眠术的语言艺术

以上介绍了几种常用的催眠方法。前面已经讲过催眠中语言的重要性，这里特别需要指出的是，催眠是一种语言艺术。

首先，催眠能否成功，语言技巧占有很重要的成分。语言技巧包括语音、语调、节奏和坚定性四个方面。催眠中的语音要单调、低沉、柔和、优美、动听，有节奏感，还应坚定有力，柔中带刚。催眠语言一般不使用容易引起被催眠者反感的命令句和模棱两可的疑问句，尽量使用陈述句。

其次，催眠术治疗心理疾病能否成功，除了规范的操作程序外，语言编程也尤为重要。在催眠治疗过程中，催眠师一定要根据不同个案的不同情况组织编排语言，要讲求针对性和灵活性，千万不能千篇一律或生搬硬套。

五、催眠程度的检验

有关理论认为，人群中有 70%～80% 的人可以被催眠，其中只有 25% 的人能达到深度催眠。当然，这仅仅只是有关人士的估计，是一种相对说法。究竟有多少人能进入催眠状态或深度催眠状态，这不仅取决于被催眠者的感受性，而且取决于催眠师的催眠技巧。对于有高超技艺的催眠师而言，被催眠者进入催眠状态或深催眠状态的可能性就要大得多。

那么，怎样才能判定被催眠者是否进入催眠状态或者到了什么程度呢？通常判断的特征指标是：意识状态是否清晰，记忆力是否完整，感知觉是否异化，随意运动是否丧失等四个方面。例如，可做这样的暗示："你的眼皮已经放松，睁不开了，你的全身软弱无力，手臂也抬不动了。"如果被催眠者的眼睛眨动而睁不开，或者想抬手臂而抬不起来，说明他已经进入催眠状态。否则，就说明没有进入催眠状态。这种情况下，必须重新开始催眠暗示。

一般说来，催眠的程度分为三个级别：

1. 浅度催眠

表现为被催眠者处于肌肉松弛的舒适状态。意识集中，呼吸平缓，全身松软，不想动，感到无力睁开眼睛，感到舒适，轻松。但保持着随意运动功能。催眠解除后，能记起催眠中发生的一切事情。

2. 中度催眠

表现为被催眠者意识消失，潜意识出现（通过幻想测定来判断是否出现潜意识），随意运动功能部分消失，躯体感知觉反应迟缓。解除催眠后，能部分记起催眠中发生的事情。

3. 深度催眠

表现为被催眠者随意运动功能完全消失，躯体感知觉消失，出现梦游状态，听不见催眠语言以外的其他任何声音，失去批判性，对催眠师的指令言听计从（不过，一般情况下，对违反社会道德、法律和有伤其自尊心的指令会予以抵制）。解除催眠后，对催眠过程中发生的一切事情均不能回忆。深度催眠状态下，可表现出"人桥"、"定身术"等特异现象。

六、催眠唤醒术

有人担心，当一个人被催眠后不能被唤醒怎么办？或者怎样才能把人唤醒？要解决这一问题并不难。在一个催眠过程完成以后，对其进行唤醒暗示，暗示的方法多种多样，举其中一种："现在我准备叫醒你……当我从 1 数到 5 时，你就会醒来。开始了，1、2、3、4、5！你醒来了。"这里需要强调的是，有一些被催眠者，可能由于催眠时间过长，或者催眠诱导语不规范而导致被催眠者被叫醒后有不舒适的反应。遇到这种情况也不要紧张，再做一次催眠加以解除即可。在将被催眠者叫醒之前，加上一些良性的暗示，如"你醒来以后，会精神很好，精力充沛，全身舒展，心情舒畅"等。

第七章 催眠术在心理咨询和
心理治疗中的运用

催眠术的运用十分广泛，前面已经讲过，只要与心理因素有关的，不管是心理的或者生理的问题或疾病，都可以通过催眠术进行调整或治疗。但这里必须强调的是：第一，尽管催眠术的适应症很广，但它不是万能的，它不能包治百病，疗效也不是百分之百；第二，心理咨询和心理治疗的原则是"助人自助"。催眠术在整个咨询或治疗过程中起着一种特殊的和辅助的作用，不能把它作为唯一的手段。换句话讲，就是在做催眠之前一定要有铺垫，不能一开始就给来访者做催眠，让人感到恐惧或者莫名其妙。催眠术就其作用范围来分，可分为两大类：一是在心理咨询中的运用，二是在心理治疗中的运用。

一、催眠术在心理咨询中的运用

（一）调整认知

多年的咨询实践证明，很多人的心理问题都与其认知偏差有关，即人们通常所说的"自寻烦恼"或"自己跟自己过不去"。美国心理咨询学家艾里森认为，情绪失调的原因来自患者的认知和自我观念。即人的情绪来自于人对所遭遇事件的信念、评价、解释和哲学观，而非事件本身。这就是著名的艾里森情绪失调理论，即ABC理论：A—B—C。其中A为所遭遇的事件即条件刺激，B为个体的认知与信念，C为情绪反应。

在艾里森看来，一个人的不良情绪不是事件或者刺激直接引起的，而是缘于当事人对这件事的认识和评价。也就是说，事件或者外部刺激是中性的，不一定就引起不良的情绪反应，真正引起不良情绪的直接原因是患者对这种事件的认识、信念和评价，即认知水平。由此，艾里森提出了一种心理咨询和治疗理论，也就是理性情绪疗法，即 RET 疗法，通常也叫认知疗法。它通过改变患者的认知达到治疗心理疾病和调整情绪的目的。

那么，RET 疗法有哪些特点呢？

1. 人本主义倾向

主要表现在两个方面：

第一，人有追求完美、幸福与自我完善、自我实现的本性；

第二，人可以通过自己的意志和理性达到"自己拯救自己"的目的。

2. 教育倾向

坚信咨询师可以通过启发、疏导来改变求助者的不合理认知，以达到调整情绪的目的。

那么，什么叫不合理的认知呢？

艾里森归纳了认知歪曲的五种形式，即不合理（非理性）信念的五个特征：

①情绪推断——臆断、没有事实根据的推断；

②选择性概括——心理过滤；

③过度引申——消极夸张；

④虚拟陈述——根据自己的好恶拟定一种模式去要求自己和别人，即完美主义倾向；

⑤非此即彼的思维方式——过分概括化。

那么，人为什么有不合理（非理性）信念呢？

艾里森提出了四种假设：

①自寻烦恼是人的本性。即人不完全是理性的动物，人生来就有非理性的一面。

②人有思维能力，但在思考自己的问题时，往往做过多无谓的思考，而又多表现为自我贬损的倾向，也就是我们平时常说的，人最难战胜的敌人就是自己。

③不需要事实根据，单凭想象就可以形成信念，是人区别于动物的根本特征之一，但正是这种人的特有的丰富的想象力，很容易

导致人的"无中生有"而陷入痛苦之中。

④人有自毁倾向，也有自救能力，理性情绪疗法就是帮助转化前者来发展后者。也就是说，"人可以成为自我观念的奴隶，也可以通过重塑自我观念来解放自己"。

那么，怎样运用催眠术来施行理性情绪疗法呢？

通常情况下，咨询师帮助求助者进行认知调整或领悟，都只能在醒觉状态下进行，这也就是我们平常讲的认知疗法。这样做，对于一般的认知问题的纠正，或者说，在一般情况下改变求助者的非理性信念，是有效果的。但是对那些比较复杂和严重的认识偏差或习惯性思维，如完美主义者，一般的醒觉状态下的认知调整，作用和效果不太明显，而加以催眠术，使其在潜意识状态下进行调整，效果就很好。现举一例：

案例

　　某女，机关干部，担任一定的领导职务，与丈夫关系尚好，有一上中学的儿子，家庭生活正常。经人介绍前来咨询。该患者表述，五年多来长期紧张焦虑，具体表现为在单位里经常爱看领导和同事的脸色行事，自己心情的好坏随领导和同事的脸色的好坏而变化，生怕做错了事而让领导和同事们瞧不起，工作和心理压力很大，而又不得不整天强装笑脸，假装表现得若无其事。这种苦恼只有自己知道，就连自己的丈夫都不敢告诉，经常失眠，精力憔悴，精神几近崩溃，甚至想到自杀。

　　通过进一步交谈，了解到该来访者成长在单亲家庭里，很小时父亲去世，由母亲一个人带大。由于母亲深知自己肩上的责任，她从小就被母亲管教得很严，使其养成了谨小慎微、内向特强的性格，对人际关系非常敏感，也形成了事事追求完美的思维定势，加之其社交能力和工作能力与其所担任的中层领导干部的工作任务有一定反差，因此导致了上面说的焦虑反应。从心理学角度讲，当一个人的能力与其期望值产生反差时，很容易出现焦虑反应。

综上所述，该来访者的抑郁情绪是由于成长经历、环境因素、认知等原因所致。其中关键因素是不合理认知长期作用的结果，当然也有个性原因。通过认知疗法和三次催眠疗法，该来访者完全康复。

（二）调适情绪

在这里首先需要阐述的一个观点是，人的心理与生理一样，有其自身的免疫能力和调节能力。一般的心理困扰，通过自身免疫和调节可以自愈。但当问题严重，超出了自身免疫和调节的能力范围时，就应当寻求帮助。

一切心理问题，最终都表现为情绪不良，或者说有不良的情绪体验。那么，情绪是什么呢？

情绪是主体对客观事物是否符合或满足自身需要而产生的态度体验，是人对客观事物的一种特殊的反应形式。从这一定义中我们可以看出，情绪是一种关系模式，情绪与人的需要密不可分。如何理解呢？

第一，客观现实是产生情绪的源泉。

第二，需要是情绪产生的动因。

第三，认知水平（思想观念、觉悟等）是决定情绪性质和强度的根据。一般来讲，需要得到满足就会产生肯定和积极的情绪，反之就会产生否定和消极的情绪。但是，由于人们的认知水平和领悟能力不同，它也会改变情绪的性质和方向。比如，有钱人也会精神痛苦，或者换句话讲，物质条件优越并不一定就有幸福感。而革命志士在艰难困苦的环境里也能保持革命的乐观主义精神，甚至"为了主义真"可以舍弃生命等。

情绪既是心理健康与否的表现形态，也是心理是否健康的一个标志。反过来，情绪又会成为影响心理健康的因素。我们从情绪的生理和心理反应就可以看出来。

1. 情绪的生化反应

情绪反应常伴有内脏器官的明显变化，最明显的是心血管系统、呼吸系统、内脏系统和神经系统功能的改变。以呼吸为例：

人在悲伤时：9 次/分。

人在愤怒时：40 次/分。

人在恐惧时：64 次/分。

人在高兴时：17 次/分。

人在积极地思考问题时：20 次/分。

由此可见，情绪影响呼吸的改变是十分明显的。人在喜怒哀乐时，呼吸的次数是不等的。

再比如，生闷气会引起胸痛，中医认为这是由于情志不舒，气分有结，气滞不通所致。

《黄帝内经》曰："喜伤心；怒伤肝；忧伤肺；悲伤脾；恐伤肾。"这里又说明了情绪与内脏系统的关系。

现代医学研究表明，幽默与搞笑可使人的大脑中的伏隔核激活而产生有利于人兴奋的多巴胺（多巴胺相当于可卡因）。因此，那些笑星和搞笑节目很受欢迎就不难解释了。

2. 不良情绪的危害

不良情绪对人的身心健康危害极大，它是一种负性情绪，对人起减力作用。弗洛伊德认为："害怕和罪恶感是大多数精神病症的根源。"马斯洛认为："早期生活中缺乏感情是许多严重精神疾病的根源。"斯托曼认为："情绪在变态行为或精神障碍中起着核心作用。"还有不少心理病理学家也认为，爱的需要受到挫折是心理失衡的主要原因。从这些观点中我们不难看出，情绪对人的身心健康的影响是巨大的。这是为什么呢？

有研究表明，在强烈或持久的消极情绪的作用下，首先受到伤害的是神经系统。比如，神经衰弱与植物神经失调，就是互为负动力的恶性循环，它对人的思维和健康起减力作用。突然的、强烈的情绪冲击，可使人神经错乱、行为失常甚至死亡。

因为，过度高昂、紧张的情绪会引起副交感神经系统的强兴奋而破坏大脑兴奋—抑制系统的动态平衡而使人致病致死。最典型的例子就是范进中举，喜而达狂；牛皋气死金兀术，自己也狂笑而死。这也就是我们常讲的"乐极生悲"。

反之，过于低沉、压抑的情绪会引起交感神经系统的过度兴奋而产生对机体活动的全面抑制，从而破坏心血管系统和消化系统，使人致病甚至致死。最典型的例子莫过于周瑜、林黛玉，他们的死都与长期的忧郁情绪有关。这也就是我们常说的"哀莫大于心死"。因此，英国的雷德博士讲："宁可丧失万贯家产，也不可让忧愁侵袭你的心灵。"

还有研究表明：过于悲观或极度恐慌会刺激大脑皮质，使人得病。对病的在意也会使人得病。有统计表明，悲观的人死于心脏病的几率比乐观的人高出 1.5 倍。

所谓不良情绪，主要包括两个方面：过度的情绪反应；持久的消极情绪。

过度的情绪反应：指狂喜、愤怒、惊恐；还包括无动于衷、冷漠无情、心如止水、悲痛欲绝等。

持久的消极情绪：指引起悲伤、惊恐、愤怒等情绪的原因消失以后，仍然长期不能自拔，总是沉浸在这种情绪的痛苦体验之中，久久生变。有调查表明，焦虑、失望、郁闷已成为影响中国人健康的最多、最严重的几种心理疾病。

既然情绪健康对人如此重要，那么怎样才叫情绪健康呢？

一般来说，情绪的目的性恰当、反应适度、正性作用强是情绪健康的基本标准。具体来说：

第一，情绪的基调为积极、乐观、愉快、稳定；

第二，对不良情绪有调节抑制能力；

第三，情绪反应适度；

第四，有较好的自我批评和自我接纳能力，有幸福感和满足感；

第五，理智感、道德感、美感等高级社会性情感能得到良好的发展。

当然，健康是一个相对概念，情绪健康的标准也是相对的。这就要求咨询师在咨询过程中很好地把握。

一般来讲，由于情绪困扰前来咨询或要求做催眠的人比较多，这要看其是否有必要做催眠，催眠术应该主要用于那些有严重情绪困扰和心理障碍的患者。近 30 年来，笔者运用催眠术使众多有严重情绪困扰和心理障碍的患者摆脱了精神痛苦。

3. 情绪可以调节和影响人的认知过程

积极情绪使人神清气爽、斗志昂扬，思维活跃、思路清晰，判断准确，注意力集中，记忆力增强，很有利于学习和工作。比如，情绪好，学习效果就好，工作效率就高。考试也是一样，情绪状态好，发挥就好，考试成绩就好。这是因为，轻松情绪与注意力集中成正相关，反之，紧张情绪与注意力集中成负相关。也就是说，紧张情绪容易引起注意力分散而影响考试效果。同理，消极情绪会制约思维过程，阻碍能力的正常发挥，削弱判断能力，影响人的学习和工作效率。

（三）缓解焦虑

激烈的社会竞争，学习、工作和生活的压力，使得焦虑现象普遍存在。焦虑已成为影响人们心理健康和能力发挥的一大危害，如考前焦虑、赛前焦虑、演讲前焦虑、求职焦虑、人际焦虑等等。

就每年高考来讲，一年一度的高考牵动着千家万户，更有百万之众参加高考，真可谓千军万马过"独木桥"。由于大学的招生人数有限，因此，考前焦虑在所难免。有调查表明，相当数量的考生考试失利的原因不是其学习成绩不好，而是因为考试时紧张焦虑影响了能力的发挥，进而影响了考试成绩。

话又说回来，焦虑对于我们并非没有积极意义，适度的焦虑对于人们提高工作效率和竞技水平是有益的。如果一个人完全没有了焦虑和紧张感，就可能变得疲沓暮气，没有任何生机与活力。然而，焦虑反应不能过度。过度焦虑会降低人的学习和工作效率乃至使人产生心理困扰，这是我们应该予以重视的。

几十年来，在帮助患者缓解和消除焦虑尤其是考前焦虑的问题上，作者做了很多有效的工作，每年都有不少学习基础不错，但因恐惧高考或对高考紧张焦虑而企图放弃高考或者考试失败的高中毕业生，经过催眠调整后从容应考或复读而考上了大学，有些甚至考上了名牌大学。这里举其一例。

案例

　　某男，18岁，A市某重点中学高三学生，学习成绩优秀，但因心理压力过大高考失败，打算复读第二年再考。经人介绍前来咨询。

　　该生从小到大一直是佼佼者，不仅学习成绩优秀，而且表现也很出色，一直是学生干部，曾多次被评为"三好学生"和"优秀学生干部"。但在深入的交谈中了解到，正是这些"光环"的笼罩，一方面由于"众星捧月"而滋长了其自负的个性和孤傲的心态，另一方面又由于不堪重负而给其造成了无形的心理压力，其感情相当脆弱而且孤独。由于虚荣心作怪，从不与人交流，久而久之，非常地焦躁、痛苦。高考前的一段时间和考试期间由于紧张焦虑，根本就无法入睡，精神极差，因此，考试时，昏昏沉沉，无法正常发挥，所以考试失败。

　　根据该生的情况，在分析、咨询的基础上做了4次催眠，使其消除了紧张焦虑情绪，摆脱了痛苦，重新投入到学习中，并顺利地通过了第二年的高考，被一所重点大学录取。

（四）增强记忆

　　记忆力的好坏会直接影响人的智力水平，因此，记忆力对于学生或学者来说，尤为重要。实践证明，催眠可帮助恢复或提高记忆力。

　　在从事心理咨询的过程中，经常遇到有大学生因为记忆力减退的苦恼而前来寻求帮助的。学生诉说的记忆力减退有两种情况：一种是当事人感觉记忆力减退，但并不一定是记忆力真的减退了（谓之假性减退），它是因为疲劳或思想压力过大、情绪不好等原因造成的暂时的记忆力下降或者感觉失真的现象。这种情况下，只要情绪或体力恢复正常，记忆力也会自然恢复。另一种情况是记忆力真的下降或减退。这两种情况都可经过催眠使其恢复，甚至可以提高其记忆力。这里举其一例。

案例

　　某女，大二学生，因记忆力减退，学习效率下降而苦恼前来咨询。该生诉说自己从小到大记忆力一向很好，学习成绩也一直不错，高考分数超过了重点分数线，进了重点大学。但不知怎么，上大学后的一年多来，记忆力明显下降，尤其是原来最喜欢的英语课程，因记不住英语单词而成绩不佳，由此非常痛苦。深究其原因，乃情感纠葛所致。通过咨询，使其懂得情绪困扰也会影响记忆力和智力的发挥，因此应首先调整情绪。通过咨询和3次催眠，使其情绪恢复正常，记忆力也完全恢复正常，学习效率明显提高，学习效果明显好转。

（五）集中注意

　　现代社会，由于诱惑太多，有大量的注意力资源被不自觉地转移和浪费。最典型的就是成年人打麻将，通宵达旦；青少年上网聊天，没日没夜。这里主要说说学生学习注意力不集中的问题。在咨询的过程中，经常会有前来咨询的学生诉说自己学习或听课时总是容易走神，注意力不集中，或注意力无法集中，常常因此而烦恼。学习注意力不集中有多种多样的原因，有学习基础差，听不懂而走神；有对某门课或者对学习没有兴趣不想学而走神；有精神状态不佳而走神；有学习压力过大，困顿疲倦而走神；有因心事分心而走神等等，这些都会使注意力不集中。

　　对于注意力不集中而影响学习的来访者来说，一般的心理咨询是帮助其分析原因，调整情绪或心态，建立起学习的信心和明确的学习目的，加强自我控制能力和毅力，等等。这样做会有一定的效果，但效果不明显、不持久，或者不能根本解决问题。如果辅之以催眠术，效果就大不一样。近30年来，有众多学习注意力不集中的来访者，经过实施催眠术，其注意力明显集中甚至增强，重新投入到了有效的学习之中。

（六）改变习惯

习惯是什么？从心理学角度讲，习惯是观念的固化，是无意识的东西，是长期养成的行为方式。习惯一旦形成，很难改变。有研究表明，1 岁至 6 岁是人的习惯养成的最佳时期，所谓"3 岁看大，7 岁看老"。要抓住这个黄金时期培养人的良好习惯。习惯不良会对人的一生造成负面影响。例如，有的人很聪明，但由于从小没有养成良好的学习习惯，最终学业无成。如果一个人从小就养成了偷偷摸摸或者放荡不羁的习惯，那就更加糟糕。还有，不少人生活习惯不良，生活方式不健康，甚至行为怪僻，这给个人的发展进步，甚至家庭、社会都会造成不良影响。

美国有心理学家通过对 600 名 85 岁以上的长寿老人进行的一项研究，总结出影响人的寿命的因素分别为：遗传占 15%，环境占 25%，个人因素占 60%，而个人因素主要包括健康的心态和心理，以及良好的个人习惯（包括饮食习惯与生活方式）。

习惯不良的人接受心理咨询或治疗，一般是采取认知调整和行为疗法，疗效比较缓慢。如果症状严重，效果就差。如果配合催眠治疗，效果就比较好。这里举个例子：

案 例

　　某男，11 岁，小学六年级学生，很聪明，但从小没有养成好的学习习惯，好动，学习时注意力不集中，爱搞小动作，常常影响课堂秩序，学习成绩较差，老师和家长都很无奈。经人介绍，由其家长带来咨询。从其家长的诉说中得知，该小孩是隔代教养，从小就不在父母身边，跟着爷爷奶奶长大。由于是家中的第三代独生儿子，爷爷奶奶护着宠着，使其养成了自私、任性，不爱学习、不受约束的习惯，以致发展到前面所讲的情况。

　　接待该生后，通过半年的系统的认知疏导和 8 次催眠治疗，使其改变了原有的不良习惯，慢慢对学习产生了兴趣，学习成绩也有了较大起色。

二、催眠术在心理治疗中的运用

如果说上面所讲的是运用催眠术对一般性心理问题进行调整的话，在接下来的篇幅里是讲运用催眠术治疗各种神经症和较严重的心理疾病。

（一）神经衰弱的治疗

现代社会，由于社会变化剧烈，矛盾突出，竞争激烈，生活压力大等原因，神经衰弱者增多，失眠更是一种较为普遍的现象。或者换句话讲，失眠和神经衰弱正在困扰着许多人。有一组调查数据表明，在我国的成年人中，有睡眠障碍者占三成以上，而且呈上升趋势。那么，什么是失眠、失眠症和神经衰弱？从症状上讲，失眠、失眠症和神经衰弱都是以失眠为特征的一种状态，但从医学心理角度讲，失眠、失眠症和神经衰弱有很大不同，甚至有质的差异。

所谓失眠，顾名思义，就是指睡不着觉。它包括三种情况：一是入睡困难，二是睡眠表浅，三是复睡困难。它往往发生在人过度兴奋、有心事或有思想压力的时候。

失眠症，指较长一段时间的失眠。

神经衰弱，长期失眠。神经衰弱是神经症的一种，临床表现为记忆力减退，精神活动下降，萎靡不振、食不甘味，体质下降。严重时会出现胸闷、气短、心悸、敏感、恍惚等症状。失眠症主要是因为某件事的困扰而失眠；神经衰弱则多表现为对睡眠的恐惧而失眠。

讲这些，是想让当事人对三种症状有一个正确的认识和区分，不要因混淆症状而造成不必要的烦恼，不要动不动就认为自己患了神经衰弱的毛病。或者换句话讲，我们一定要树立一种观念，即失眠现象，人人都曾经历过，而且今后还会有，因为人有思想，有欲望，也有烦恼，有烦恼就有可能失眠。对于失眠，大可不必紧张恐惧，只要我们弄清原因，坦然相对，一般都可以自愈。即便是真的患上了神经衰弱，也不必惊慌失措，通过心理治疗，也可以治愈。催眠术对于治疗失眠症和神经衰弱来说，是一种非常有效的手段。多年来，笔者运用催眠疗法，治愈了许多失眠症和神经衰弱患者。

另外，神经衰弱患者要防止一种思维定势，就是心理学上讲的"逆效应定律"。心理学家库埃指出："如果你想到'我很想这样干，可我又办不到'，那么，你越是努力，就越是办不到。"这就叫逆效应定律。这是因为，你在行事之前，就已进行了否定式思维。反之，人在干一件事情时，必须立足于积极肯定的态度，这样才能成功。

睡眠也是如此。神经衰弱患者，在上床睡觉时，往往就有了心理压力，在这种情况下，越是努力入睡，就越是睡不着，因为他总想着"我今天难睡着了"，入睡前已经作了否定式思维。当放弃努力之后，抱着无所谓的态度时，或者关注于与睡眠无关的事情时，不一会就睡着了。

（二）焦虑症的治疗

焦虑，指对未来事件的紧张不安。焦虑症，指长期焦虑，即持久性焦虑。它是神经症的一种，也叫焦虑性神经症。焦虑症表现为莫名的紧张、烦躁不安，甚至恐惧，无法镇静，并伴有躯体症状，如心悸、盗汗、尿频、震颤等，严重时会坐卧不宁。可形象地称之为对担心的担心，对恐惧的恐惧。它包括惊恐性障碍和广泛性障碍。

焦虑症就其性质而言，是指对未来事件的不确定性、不可预知性的担心和紧张不安。然而，就其发病的机理而言，经过作者长期研究认为，焦虑症可分为三种：一是既往性焦虑症，由成长经历和个性原因长期积累而成；二是情境性焦虑症，由现实环境压迫所致；三是预期性焦虑症，对未来事件的担心和恐惧。这三种情况的咨询治疗思路是不一样的。焦虑症就其病程来讲，又可分为急性焦虑症和慢性焦虑症。急性焦虑症通过心理咨询即可治愈，而慢性焦虑症则应借助于催眠术。无论哪种焦虑症，催眠的效果都很好。换句话讲，焦虑症和恐惧症是催眠术的最佳适应症。这些年来，笔者运用催眠术治疗焦虑症和恐惧症的成功率是百分之百。

 案例

　　某女，大二学生。由于焦虑症而导致大一下学期3门课不及格，非常痛苦，前来咨询。经过交谈了解到，该生来自农村，其父亲是中学教师，母亲在家务农，俗称所谓的"半边户"，那个年代这种现象比较普遍。家有姐妹三人，该生是老大，由母亲带着。其父母由于地位的差异和两地分居，感情一直不好，甚至经常闹离婚。该生小学毕业进入中学后，就离开母亲到父亲身边，从此，灾难开始降临。由于其父亲脾气暴躁，心情不好时经常把对妻子的怨气发泄在女儿身上，动不动就拳打脚踢，并且毫不掩饰。这使其自尊心和心灵受到了很大的伤害，并养成了胆小、怯懦、内向的性格。她也曾想到过死，但一想到母亲的艰辛和苦难，便自觉地发奋读书，最终考上了重点大学，为母亲争了一口气。

　　该生说，应该说上了大学，环境变了，条件好了，也摆脱了父亲的"魔掌"，心里应该轻松了，但不知怎的就出现了紧张焦虑，心烦意乱，莫名其妙的不安和恐惧等症状，经常失眠，做噩梦，因此影响了学习效果，出现了从来没有过的考试不及格现象。

　　从以上情况中我们可以看出，这是一例典型的既往性焦虑症。长期的较恶劣的家庭环境埋下了"祸根"，成为其焦虑症发作的必然因素，即"远因"，这也就是弗洛伊德所说的"童年时期的痛苦经历"即埋藏在潜意识里的"痛点"。上大学后，如释重负的懈怠期使其一度放松了学习而导致几门功课不及格，又成为其焦虑症发作的直接原因，即偶然因素或"近因"。由此可以说，在该生身上，由于必然因素（远因）和偶然因素（近因）的结合，其焦虑症的发生就在所难免。

通过以上的分析疏导和 4 次催眠治疗，该生焦虑症状完全消失，并顺利地完成了学业，走上了工作岗位。

（三）抑郁症的治疗

抑郁症也叫忧郁症，是神经症的一种，或叫抑郁性神经症。抑郁症患者表现为长期的情绪低落、痛苦绝望、悲观厌世，对任何事物都兴趣索然，生活目标缺失，自我评价低，自信心严重不足。对过去的事情后悔纠结不休，敏感多疑，郁郁寡欢，失眠多梦，严重的有自杀倾向。抑郁症的典型症状有三大特征：情绪低落；敏感多疑而缺乏自信；思维反应迟钝和行为迟缓。抑郁症在人群中患病率较高，以致国外有学者将其称为心理上的"感冒"。

抑郁症对人的身心健康危害极大。抑郁症应及早诊断和治疗。抑郁症的发病机理比较复杂，现代医学研究表明，有的人患抑郁症可能与其大脑里抑郁物质过多有关。抑郁症通过催眠也有比较好的疗效。不过，抑郁症的治疗过程较长，且容易复发。对于严重的抑郁症患者应进行药物治疗。

 案 例

　　某女，22 岁，大三学生，家庭条件很好，经人介绍前来咨询。该女诉说近三年来，情绪低落、压抑，整日忧心忡忡，对什么都没有兴趣，对过去的事情总是后悔纠结，无法摆脱，心情非常糟糕，生不如死，度日如年，有自杀念头。这是比较典型的抑郁症。进一步了解得知，该生从小成长在生活条件优越，但母亲个性很暴躁、父亲很懦弱的家庭里。母亲对其管教很严，教育方式简单粗暴，非打即骂。因此使其养成了胆小怯懦而且自卑的性格特征，同时也培养了其韧性不服输的个性。最终她通过自己的努力考上了大学，然而上大学后出现了前面所讲的症状，还因此休学一年。

　　通过 4 次催眠治疗，该女生完全康复，高高兴兴地投入到学习之中。

（四）强迫症的治疗

强迫症也叫强迫性神经症。它是以强迫性思维或强迫性行为为特征的一种神经症。表现为强迫症患者受持久的、不随意的、不合理的、无意义的，通常使人惊吓和不可阻止的思想和行为的支配。患者明知不对，但又无法克服和摆脱，精神痛苦。

强迫症症状有两种：一是强迫性思维，二是强迫性行为。在一个人身上，两者可同时存在，也可单独出现，并以单一的强迫思维居多。

强迫症有三个基本特征：一是有症状自知力，患者对自己的症状有极强的自我意识并且非常想控制；二是有屈从性，患者往往无可奈何地屈服于自己的强迫性冲动；三是有对抗性，患者总是想反抗自己的强迫性冲动，但结果往往是适得其反，即越反抗冲动越强烈，反过来又会强化屈从和依赖。强迫症的发生与人格特征有关。比如具有完美主义倾向和有洁癖性格的人容易患强迫症。强迫症病人仅靠药物治疗效果不佳，应辅之以心理和催眠治疗。

 案 例

某女，大二学生，其班干部在听到作者的心理卫生课后受启发而动员该生来咨询。该生诉说从高三开始就怀疑自己的每次考试成绩被别人调换，包括高考成绩，到大学后，每次考完后都要在试卷上反复多次确认自己的姓名是否写对，交卷以后还是不放心，总担心写错名字。总怀疑老师最后给出的成绩不是自己的。明知这样想不对，但又不能克服。这种冲动经常困扰自己，无法摆脱，非常痛苦，也曾在其他地方做过咨询，没有效果。

这是典型的强迫观念，强迫性神经症。在对该生进行分析咨询的基础上做了 3 次催眠，其症状完全消失，使该生高兴地投入到了学习生活当中。

（五）恐惧症的治疗

恐惧症，也叫恐惧性神经症。恐惧症分社交恐惧症、事物恐惧症和高空恐惧症等三类。恐惧症一般表现为三大特征：一是恐惧反应与事实不符；二是非常痛苦并伴有躯体症状，如心悸、冒汗、头晕、发怵、颤抖甚至休克；三是有逃避反应。

精神医学研究表明，产生恐惧症的原因主要有两种，一是早期经验；二是行为学习。精神分析学派认为，成人的恐惧症是幼年时期恐惧感的复活。而幼年期的恐惧主要源于父母或家庭不恰当的教育，如训斥、威胁、恐吓等，由此造成的恐惧感潜伏在儿童的潜意识之中，在日后的一定条件下被诱发重现，从而导致恐惧症的产生。行为主义学派认为，恐惧症是行为习得性结果。恐惧症的行为学习有两种方式：一是恐惧性条件反射而成，即某种刺激物与强烈的恐惧反应之间建立起了暂时的联系；二是观摩学习，即观察模仿大人对事物的恐惧反应而形成了相同的经验。

恐惧症对人的心理健康危害较大。催眠术治疗恐惧症效果尤佳。

某女，研究生，患有事物恐惧症，经人介绍前来咨询。来访者诉说，因为看见一具烧焦的尸体而引发恐惧症。同寝室有三位同学，开着灯自己都不敢睡觉，非常恐惧紧张，三个月来都是如此，精神几近崩溃，非常痛苦，甚至想一死了之。在进一步交谈中了解到，来访者从小生活在一个父母关系极差的家庭里，很小的时候就看到父母经常打架，每当此时，自己就躲到墙角或是钻进床底下，以防受到伤害。从小养成了胆小怕事的性格。

根据精神分析学派的观点，患者早期的经验或者说心理创伤包括个性，成为其恐惧症发生的初始原因是显而易见的，在这样一种人格基础上，由看见一具烧焦的尸体，直接诱发其恐惧症又是必然的。

经过咨询分析和 3 次催眠治疗，来访者的症状完全消失，并且在当她后来看见一具被汽车轧死的尸体时，也没复发。

（六）疑病症的治疗

疑病症，也叫疑病性神经症，是指对身体健康或躯体疾病过分担心，尤其是对假想的器质性疾病担心，以焦虑不安为主要特征的一种神经症。对疑病症的诊断有两个标准：一是患者诉说的病情与身体实际不符；二是病人诉说的病情与社会文化不符。

疑病症的发病机理比较复杂，但多与人格特征有关，比如，有内向、忧郁、敏感、多疑、自卑等性格特征的人容易过分关注自己的身体因而易患疑病症。它也与人的思维类型有关，如思维类型保守、缺乏开放性、爱钻牛角尖、缺乏辩证思维、刻板、不灵活的人容易使精神活动指向于内或变相式否定。

催眠术对疑病症疗效也很好。

 案 例

某男，36 岁，公司职工，经人介绍前来咨询。来访者诉说其近两年来，经常担心、怀疑因脊背疼痛而引起身体瘫痪，总是担心这，担心那，总怀疑自己会不会有癌症，总是纠缠于自己的身体，无法摆脱，非常痛苦。到医院做过检查又没有问题。这就是疑病症的表现特征。

经过心理疏导和 3 次催眠治疗，来访者的疑病症状完全消失。

（七）厌食症的治疗

厌食症，指由躯体疾病或精神因素引起的食欲减退或长期厌食的症状。由精神因素引起的厌食称神经性厌食。厌食症多见于女性和儿童。女性常见于从青春期开始过分关注自己身材的苗条，为减肥而节食，最终导致厌食症的发生。儿童厌食则与父母的教育误导或不良的饮食习惯有关。如小孩子吃饭时饭菜弄脏了衣服而受到父母过于严厉的指责和训斥；在小孩子毫无食欲时，大人强行给小孩喂食；进食时精神紧张或精神分散等，都会导致消化腺的分泌被抑制或胃肠腺体分泌减少而引起食欲下降，久而久之，就会产生厌食症。催眠术对厌食症的治疗效果也比较明显。

某女，高一学生，由于长期减肥控制饮食而产生厌食症，最后身体消瘦非常，体力不支，影响到学习和生活，由其母亲带来咨询。经过一个疗程的催眠治疗，完全康复。

(八) 口吃的治疗

口吃就是俗称的"结巴子"。它是一种语言表达障碍，在人群中占有一定比例。现代医学研究表明，先天性口吃者极少，主要由心理因素或其他因素引起。引起口吃的原因主要有两种：一是儿时遭受恐惧和惊吓后，精神紧张所致；二是模仿形成的语言习惯。因此，口吃主要靠心理治疗。

某男，26岁，大学毕业，因为口吃影响到找工作。经人介绍前来咨询。在交谈中了解到，来访者5岁以前语言表达正常，上小学后经常受到一帮同学的欺负和殴打，回家不仅得不到家长的安慰反而受到责骂，渐渐地由于害怕和恐惧而形成了口吃，并随着年龄的增长越来越严重。

根据弗洛伊德的"童年经验"理论不难看出，来访者是一个典型的心因性（继发性）口吃病人，口吃的原因就是童年的精神创伤。上小学时只有5岁的他，经常受到一帮同学的欺负殴打，在心理已经遭受伤害的情况下，回家后不仅得不到家长的安慰和保护，反而还受到责骂，这无异于雪上加霜，使其感到非常的无助和恐惧，这在其幼小的心灵上留下了严重的阴影甚至伤痕。在这种"恶劣"的生存环境中，心理压力使一个几岁的儿童不堪重负，心理疾患也就在所难免，并以口吃的形式表现出来。从表层上讲，该患者的口吃是因为心理紧张而产生的语速和发音结构的变化。但从深层次分析，口吃是一种代偿机制，是其心理防御的表现形式。换句话讲，患者的口吃是其在遭到威胁时的一种自我保护的"武器"，这是一种无意识的东西。长大以后，尽管其"恶劣"、受伤害的环境不复存在，但是病理根源并没有消除，即童年创伤仍遗留在了无意识里，因此口吃依然存在，并逐渐成为一种语言习惯。这仅靠药物或本人的主观努力是无济于事的，只有借助于心理治疗和催眠术。通过一个疗程的催眠治疗，该患者的口吃现象奇迹般地消失了，恢复了较好的语言状态，不多久就找到了工作。

经过几十年的从业经历，作者治疗过几例口吃患者，疗效各异。作者认为，心因性口吃，疗效较好；模仿、习得性口吃靠催眠治疗疗效有限，主要靠行为矫正，且疗程长，疗效一般。

（九）不良个性的改变

个性，或叫人格，是一个人稳定的心理特征之总和，它反映了一个人的精神面貌。个性影响人的生活方式和成就，即所谓的个性决定命运。它是决定一个人社会价值的重要的心理因素。

性格是个性中很重要的心理特征，是一个人习惯化了的行为方式，是人对事对物的态度特征，是个性的核心。因此，人们很习惯地把性格就叫个性。

个性的形成和发展原因，心理学界有比较一致的看法，即个性是在先天的生理基础上，后天的教育和环境长期作用的结果。然而，个性是怎样发生的呢？即个性的元点（初始点）在哪里呢？通过多年的研究，作者认为，个性的元点在孕期，即胎教。我们一般都很看重胎儿期的智力开发和智力教育，尤其是对独生子女，而往往忽视胎儿期的非智力问题和个性。比如为了生一个健康的宝宝，人们都知道怀孕的女子不能受到药物的伤害，但有没有想到同样不应该受到心理的伤害呢？换言之，孕妇若遭受情绪困扰，比如总是忧心忡忡，甚至有心理创伤，就有可能导致胎儿不可逆转的人格缺陷。这就是所谓的先天基础，这种基础，对于人的个性修养来说，比遗传更重要。

个性对人的心理健康影响极大，不良个性对人的身心健康乃至家庭、社会的危害是显而易见的，比如孤僻个性和暴戾个性，这是个性的两极，也都是"高危"个性。尤其是暴戾个性，不仅对于个体的身心健康具有极大的破坏性，而且也由于它缺乏自控和攻击性强，弄得不好，对他人、家庭和社会都有可能造成极大危害。因此，就个性而言，孤僻、暴戾个性是我们心理咨询工作者应该关注的重点。

孤僻和暴戾性格（个性）与家庭环境、家庭教育密切相关，其形成的原因是：

第一，从小生活在缺少爱和教育不得当的家庭里；

第二，青春发育期自我意识扭曲；

第三，意外事件的打击。

中国著名少儿教育专家孙云晓认为：人格和心理不健全的"问题少年"大多来自于"问题家庭"。因此，我们要重视个性发展的"第一环境"（家庭）的建设。良好亲子关系的建立是养成良好个性的重要前提。

个性一旦形成，很难再改变，即所谓的"江山易改，本性难移"。但是个性又不是完全不能改变的。个性的改变一般应具备三个条件：一是观念，二是环境，三是意外事件。当然，不一定这三个条件同时具备，但观念是个性改变的必要因素。也就是说，若想改变不良个性，必须首先改变观念。这里有两层意思：一是要建立起改变个性的思想观念；二是指个性说到底是观念的固化，即个性形成的规律是观念支配行为，行为积淀成个性，即个性始于观念。作者认为，个性是观念的积淀。因此，要想改变个性，首先要从观念入手，必须改变原来的固有观念和思维方式。这里借用阿基米德的一句名言："给我一个支点，我可以撬动整个地球。"而我说："给我一个观念，我可以改变整个'世界'。"性格改变也是如此。催眠对不良个性的改变也十分有效。

 案 例

　　某男，16 岁，高一学生，因个性执拗，经常与父母吵架，弄得家庭关系很糟，前来咨询。通过倾听主诉，了解到，该生父母都是军人，其从小跟姥姥长大，姥姥非常娇惯和溺爱他，很多情况下还护短。比如当其与其他小孩发生矛盾或打架时，姥姥知道后，不分青红皂白，总是一味地指责别人而护着外孙。包括其父母对他进行教育时，姥姥也总是护着，从而使其养成了执拗自私的个性，同时也染上了不少不良的习惯。加上从出生到小学毕业，父母都没跟他在一起呆过多久，跟父母之间没有什么感情，反而觉得很陌生，而对姥姥有很深的感情依赖。小学毕业后，虽然回到了父母身边，但很难与父母沟通，甚至视父母为仇人。这是一例典型的因隔代教育不良而导致的人格偏差现象。

　　从心理的角度分析，导致该生人格偏差的原因有：第一，隔代教育。由于祖孙的心理环境和思想观念相差太大，很容易导致孙辈的心理过早地成熟和老龄化。所谓隔代隔代隔了一代，几十岁的年龄跨度之间缺少一个中间环节的缓冲带，祖辈把对两代人的爱全部倾注在一个人身上，这很容易使孙辈无法受用而成为感情包袱。

　　第二，老人无原则的爱和不正确的教育方法使其错过了良好个性形成的最佳时期和人生观、认知发展的关键阶段，这是其执拗个性和习惯不良的关键成因。

　　第三，只有祖孙两人的家庭结构又使其小时候的共生环境先天不足，这对其健康成长也造成了一定的负面影响。

　　第四，由于父母都在军营的特殊原因，疏于对其的管理和教养，乃至于生活在一起都很困难，导致其对父母缺乏感情甚至逆反、仇视。反过来，更增加了沟通和教育的难度，以至于出现了前面所说的那种状况。而亲子关系是世上最天然的关系，亲子教育是人生最好的教育之一，父母是孩子的第一任老师。

通过对其进行分析、认知调整和两个疗程的催眠治疗，使其执拗、固执的个性和不良的行为习惯有了比较大的改善，家庭气氛明显好转。用其父母的话说："您挽救了我们的孩子和我们的家庭。"

这些年来，经过催眠治疗治愈的各类个案数以万计，本书中仅就有代表性的个案介绍了一些，以供读者和业内人士参考和斧正。

三、催眠术治病的机理

从以上事实不难看出，催眠术的确能治病，而且效果还很好，这是为什么呢？经过多年的实践，作者认为机理如下：

（一）休息性作用

巴甫洛夫认为，催眠性睡眠与自然睡眠在本质上是一致的，都是大脑皮质的保护性抑制，而且前者效果更佳。巴甫洛夫说："借助加深、增强及促进保护性抑制的方法，我们可以促使大脑皮层已经出现障碍的过程迅速地恢复。"他还说："抑制是神经系统活动的拯救者。"因此，采用催眠性睡眠，是恢复神经系统功能的最迅速、最有效的办法。

（二）暗示作用

本书第三章讲过暗示效应，从某种程度上讲，应该说催眠的本质就是暗示。暗示能治病是显而易见的。浪赛派的鼻祖李波将病人诱入深度催眠状态后，直接对病人说："你所患的病已经痊愈。"受术者醒来后，疾病果然消失。暗示不仅在催眠状态下起作用，就是觉醒状态下的积极暗示也能治疗身心疾病。在每个人的人生经历中可能都有这样的经验，经常想到自己有病的人可能真的会得病。反之，也有实验证明，精神因素可以治愈早、中期癌症，这个精神因素就是积极暗示。新浪赛派的代表人物库维创立了醒觉状态下的"自暗示术"，并且获得了成功：

一个 30 岁的妇女患了肺结核 III 型。库维令其实施自我暗示，数日之后肺结核完全消失。这就是奇妙的暗示作用。

（三）疏泄作用

以精神分析学说为基础的精神动力学派认为，只要把压抑在病人无意识中的精神创伤引导到意识中来，其症状就会自行消失。通过催眠，把患者深藏在无意中的"痛点"疏泄出来，把压抑的创伤宣泄掉，人就好了。

第八章　催眠师的职业操守

催眠术是一种奇特的技术。在我国，它的普及程度很低，真正掌握催眠技术的人很少。无论从什么角度讲，它都对催眠师的要求很高。笔者认为，除高超的技术外，一个合格的催眠师应具备"三人"，即人品，良好的道德品质；人格，良好的心理素质；人生感悟，丰富的人生阅历及悟性。

一、催眠师应具有良好的道德素养

催眠治疗是一项涉及被催眠者身心健康和人身安全的大事情。催眠有时甚至还有一定的危险。在催眠过程中，当被催眠者进入催眠状态后，基本上处在一种被催眠师操纵的状态中，被催眠者既失去了思想上的批判能力，又失去了行为上的自主性。在被催眠者处在完全被动地位的情况下，对催眠师的人品和人格要求是非常高的。催眠师不仅要认真负责地给被催眠者治病，而且要绝对尊重被催眠者的人格尊严和保障其人身权利不受到任何侵害，对被催眠者要有高度的责任感和爱心。否则，就违背了催眠工作者的职业道德和起码的良知，甚至可能触犯法律。

二、催眠师应具备高超的职业技能

催眠术是一种特殊的技术，催眠治疗过程又是一种复杂特殊的心理治疗过程，这种医患关系不同于其他医患关系，它是一个双向的心理互动过程，意识活动是治病的载体或介质。也就是说，它不同于躯体疾病要靠药物或手术、器械等来治疗，一般不受患者主观意志的支配和影响。催眠过程则不同，它始终都有患者的意识参与，它是一个复杂的、主观性很强的动态过程。因此，就要求催眠师必须有高超的技艺，不仅要准确地把握被催眠者的病情和病因，而且要熟练掌握被催眠者的意识活动和催眠治疗的全过程。从而树立起双方必胜的治疗信念，建立起积极互动的治疗关系。

三、催眠师应具备良好的心理素质

上面讲过，催眠治疗是一个特殊的治疗过程，它不仅要求催眠师有高超的技艺，还要求催眠师有良好的心理素质。比如有足够的自信心和耐心，有抗干扰的能力和良好的心理承受能力，有适度的持强性和坚定性等，还要有胆大心细的心理品质。

四、催眠过程中要有严谨规范的施治程序

催眠治疗是一种正规的心理疗法，它不同于江湖游医，更不是江湖骗子，不能随意而为之，不能草率从事。催眠前、催眠中、催眠后各个阶段都应有预案和准备，催眠时，必须有第三者（证明人）在场，应有协议或登记。催眠师应做到有充分的心理准备和程序准备，根据不同的病情制定不同的治疗方案，不可千篇一律。

五、催眠师要有谨慎的职业行为

催眠疗法是心理治疗的一种手段，并不是唯一手段，有时甚至只是辅助手段。不是所有的心理问题都一定要做催眠，能通过心理咨询和其他方法解决的，就不一定要做催眠，催眠术不能包治百病，要慎重选择催眠对象和适应症。同时，催眠技术也不应随便传授，对求学者的人品应做认真的考查，千万不可被别有用心的人所利用。

附录一

催眠程度的检测指标

催眠是施术者与受术者之间相互作用、相互配合的过程。施术者在实施催眠的过程中，要对受术者的催眠程度进行检测，从而确定受术者是否已经进入催眠状态，以及达到何种催眠深度，由此决定是否继续实施催眠。

一、浅度催眠状态的表现与检测

1. 眼皮沉重
暗示语：

你的眼皮现在非常沉重，不想睁开，完全不想睁开，但是非常舒服……你的眼皮好像被胶水粘上了，越是想用力睁开，反而闭得越紧……很沉重，无论如何也睁不开……好，你现在可以试一下，睁开你的眼睛，使劲，再使劲……

评分：

0分——不知不觉中睁开眼睛。

1分——眼皮粘住，有沉重感，但经过努力还是可以睁开。

2分——不想睁开眼睛，一直闭着。

3分——想睁开眼睛，事实上却无法睁开。

4分——想睁开眼睛，反而闭得更紧。

2. 手臂沉重
暗示语：

现在你让全身保持放松，以你感到最舒适的姿势坐着（或躺着）。将注意力集中于右手手臂（左利手者则将注意力集中于左手手臂）……现在你的右手手臂开始有沉重感，整个手臂显得越来越沉重……越来越沉重，非常沉重，整个手臂好像灌满了铅似的。你的手臂现在一点也不想动，完全不想动。

没法把手臂举起来。你的手臂不能动了，想举起手臂，可是一用力以后，反而更加沉重……你试试看，你抬抬你的手臂看……使劲……再使劲……

评分：

0分——没有什么感觉，手臂伸举自如。

1分——手臂确定有沉重的感觉，不能举高，但努力尝试后，仍可举起。

2分——不想举高手臂，努力尝试，仍举不高。

3分——即使想举高手臂，也举不起来。

4分——想举起手臂，但举不起来。努力尝试后，反而更觉得手臂沉重。

3. 手指交握

暗示语：

请你伸出两手，手指张开，互相交握，全身保持放松状态……现在，请将你的注意力高度集中在交握的手指上，不要有任何杂念。渐渐地，你会感觉到手指上的力量越来越大，两手握得很紧，越来越紧……现在，你的手指不能伸直，也不能分开，愈是想用力分开两手，反而握得愈紧……你试试看，试着将两手分开，使劲，再使劲……

评分：

0分——没有什么感觉，随时可以轻松地将手分开。

1分——确实感觉到两手紧握，不能分开，但是经过努力尝试，还是可以分开。

2分——不想分开两手，也不能分开。

3分——想分开两手，事实上却无法分开。

4分——想分开两手，事实上却握得更紧。

4. 手臂僵硬

暗示语：

现在你的左手臂侧横举，左手握成拳，手臂伸直，紧握拳头，把注意力高度集中在举起的手臂上。此刻，请想象你的手臂变得僵硬，越来越僵硬……渐渐变硬……变得非常僵硬……你再注意举起的手臂的感觉，手臂已经变得非常非常僵硬了，好像一根铁棒那么坚硬，完全不能弯曲，一点也不能弯曲，愈是努力想弯曲自己的手臂，手臂反倒显得愈坚挺，你试试看，试试自己的手臂还能不能弯曲……使劲，再使劲……

评分：

0分——没有什么感觉，想弯曲手臂时，可以自如运行。

1分——感觉到手臂僵直、不能弯曲，但是经过努力尝试后，仍然可以弯曲。

2分——不想弯曲，也不能弯曲。

3分——即使想弯曲手臂，但客观上也无法弯曲。

4分——即使想弯曲手臂，但事实上却变得更加僵硬。

5. 腰部僵硬

暗示语：

请你尽量采取自己感到舒适的姿势，坐在椅子上（或躺在床上）。全身放松，再放松，渐渐地，你感到背部很温暖，腰部周围也有一股暖流在奔涌……请体验，请体验这种温暖的感觉，继续体验。接下来，你开始感到全身很沉重，身体好像十分疲倦，腰部逐渐有沉重的感觉。整个人好像粘在椅子上（或床上）似的，非常沉重，越来越沉重……想要从椅子上站起来（或从床上坐起来），但事实上却无法办到。越是想站（或坐）起来，腰部的沉重感就越大、越强烈……好的，你现在可以试试看，试着站（或坐）起来……使劲……再使劲……

评分：

0分——可以很轻松地站（或坐）起来。

1分——感觉上似乎不能站（或坐）起来，事实上还是可以站（或坐）起来。

2分——不想站（或坐）起来，客观上也无法站（或坐）

起来。

3 分——即使在主观上想站（或坐）起来，可事实上却无法站（或坐）起来。

4 分——主观上想站（或坐）起来，但客观上腰部反而变得更加沉重、僵硬。其评分结果见表1。

表1

观测点	分项得分	合计得分所在区间	评价意义
眼皮沉重		0~5分	无反应或不配合状态
手臂沉重		6~8分	稍有反应
手指交握		9~11分	处于即将进入状态
手臂僵硬		12~14分	正式进入状态
腰部僵硬		15~20分	完全投入状态

二、中度催眠状态的表现与检测

1. 幻味（酸）

暗示语：

现在，请你想象酸杨梅的味道，你的眼前摆着许多酸杨梅。请你将注意力高度集中在口腔里，你会发现你的口腔逐渐变得酸起来，好像吃了酸杨梅一样。现在你嘴巴里越来越酸……继续将注意力集中于你的口腔，继续体验口腔里越来越酸的感觉……继续体验，好，现在，你的口腔里"酸"的感觉越来越强烈了……

评分：

0 分——没有产生任何酸的感觉。

1 分——有酸的感觉，但并没有体验到酸味。

2 分——不知道是什么味道，可能是酸味。

3 分——有酸味，但其感觉并不强烈。

4分——在表情上、主观上，都明显呈现出有酸味的反应。

2. 幻嗅

暗示语：

请你在头脑中想象有香水的一个情景，即在你的面前摆满了许多芳香浓郁的香水。这时，请你将注意力高度集中于鼻子，用力嗅，你会发现你的鼻子渐渐地"闻"到一股香味……你仔细地感觉一下，你的鼻子闻到了很香、很香的气味，在你的头脑中也感觉到非常芳香的气味了。请你一定要集中注意力，仔细地闻，一定能闻到香味……闻到了吧？

评分：

0分——完全没有闻到香水味。

1分——产生了香的感觉，可是并没有闻到香水味。

2分——不知道是什么气味，好像有香味。

3分——有香味，但是感觉并不十分明显。

4分——在表情上、主观上，都明显呈现出闻到了香味的反应。

3. 幻触

暗示语：

现在你全身再次放松，彻底地放松……好，请将你的注意力高度集中于手臂，渐渐地，你会感觉到你的手臂有点痒……越来越痒……非常痒……继续体验，继续体验手臂很痒的感觉。现在你告诉我，你的手臂是不是很痒？

评分：

0分——没有产生任何痒的感觉。

1分——感觉上似乎有点痒，但实际上并不痒。

2分——没有什么确切的感觉，似乎是有点痒。

3分——不太清楚手臂的感觉是什么，可能是痒的感觉。

4分——在表情上、主观上，都明确体验到了痒的感觉。

4. 幻听

暗示语：

刚才你一直想着其他事情，没有注意听外面的声音。现在你静下心来，仔细听外面的声音……仔细听，有只苍蝇正在你的周围"嗡嗡"地飞着，渐渐地飞过来了，向你的耳旁飞来……"嗡嗡"的声音非常嘈杂，飞得越来越近，声音越来越大。不堪忍受……你不用着急，仔细地听，一定能听到……现在你告诉我，你有没有听到苍蝇发出的"嗡嗡"的声音？

评分：

0 分——没有听到任何苍蝇的"嗡嗡"声。

1 分——似乎听到什么声音，但实际上并没有。

2 分——没有什么确切的感觉，好像是听到了什么声音。

3 分——有声音，好像是听到了苍蝇的声音。

4 分——在表情上、主观上，确实感觉到苍蝇"嗡嗡"的声音，非常嘈杂。

5. 幻视

暗示语：

请你想象眼前有一片宽广的草原，在远处可以看到淡淡的、朦胧的山峰，天空中没有一丝云彩，蔚蓝色的天空一碧如洗。接下来，把你的视线转移到草原上，草原非常辽阔，草地碧绿如茵。你再走近看，前面的花园里，盛开着许多美丽的花朵，万紫千红，美不胜收，多么美丽的花啊！现在，请你集中注意力，仔细看清花的颜色、形状。再仔细一点看，是不是看见了花的颜色和形状？花的颜色和形状是什么？请你告诉我。

评分：

0 分——没有看到任何东西。

1 分——好像是看见什么，其实什么也没有看见。

2 分——不太清楚，好像是看见了什么东西。

3 分——不太确定，可能是看见花了。

4 分——的确是看到了花的形状和颜色，并能描述出来。其评分结果见表2。

表2

观测点	分项得分	合计得分所在区间	评价意义
幻味		0~5分	无反应或不配合状态
幻嗅		6~8分	稍有反应
幻听		9~11分	处于即将进入状态
幻触		12~14分	正式进入状态
幻视		15~20分	完全投入状态

三、深度催眠状态的表现与检测

1. 忘记年龄

受术者坐在椅子上，施术者站在受术者的后方，用两手轻轻夹住受术者的头部。

暗示语：

现在，请听我数数。我从1数到10，一边数数，一边把你的头向左右轻轻摇晃伴之以实际动作示范。在我数数的过程中，当听到我数3的时候，你会渐渐地想睡觉；数到5的时候，你就会进入很深的睡眠；数到7的时候，你会感觉到头部越来越轻，好像各种记忆都渐渐地淡化了；等我数到10的时候，我会说声"好"，再把放在你头部的手拿开，这时，你头脑中原有的记忆将完全消失。

好！现在我开始数数：1——2——3，你开始想睡觉了……4，你非常想睡……5，你已经睡得很深了，并且睡得很舒服，只是我的话你还听得很清楚……6……7……你的意识已经模糊不清了……8，你的头脑里现在一片空白……9，记忆逐渐暗淡……10，同时，我的手将放开，许多记忆都已完全消失。

好！现在我相信，你已经忘记了自己的年龄，完全忘记了，肯定回忆不起来，不会错的。你试试看，试着回忆自己的年龄，然后告诉我。

评分：

0分——并没有忘记自己的年龄，可以很轻松地回想起来。

1分——感觉上似乎是忘记了，但努力回想，仍然可以想起来。

2分——不想努力去回忆，事实上也回忆不出来。

3分——努力想去回忆，但客观上回忆不出来。

4分——很奇怪，自己竟会忘记自己的年龄，的确想不起来。

2. 忘记姓名

受术者坐在椅子上，施术者站在受术者的后方，用两手轻轻夹住受术者的头部。

暗示语：

下面我要从1一直数到5，当我数到3的时候，你的记忆力逐渐模糊；数到5的时候，我说一声"好"，然后放开放在你头部的双手。这时，你的记忆力将完全丧失。

现在我开始数数。1——2——3，你的记忆力已变得十分模糊……4，你的记忆力已经消失了……5（同时放开放在受术者头部的双手）你已经忘掉所有的事情了，什么也回忆不起来了……你已经忘掉了自己的姓名，不管花多大的气力、用什么方法都回忆不起来……越是努力回忆，遗忘越是彻底，你已经完全忘掉了自己的姓名……你试着回忆你的名字，你到底是谁？请告诉我……

评分：

0分——并没有忘记，可以很轻松地回想起来。

1分——感觉上好像是忘记了，可是经过努力回忆，仍然可以回想起来。

2分——不想努力去回忆，而且也回忆不出来。

3分——即使努力去回忆，也回忆不出来。

4分——努力去回忆，却无法回忆出来。发现忘记自己名字时感到很惊讶，并不假思索地回答已经完全忘记了自己的姓名。

78

3. 年龄倒退

暗示语：

请你注意过去的时间，我们从昨天的事开始。昨天的晚餐你吃了什么？午餐吃了什么？请你想想看。昨天早晨你做了些什么事？请你仔细想想看。然后，请你回想学校毕业典礼的情况，只要想想你记得的事情就可以了。毕业典礼的那天发生了什么事？你穿着什么样的衣服？当天的心情怎么样呢？请注意！现在我要求你恢复那天的那种心情……接下来，时光开始倒流，你的年纪越来越小，身体也逐渐缩小，像个少年……现在，你只有 10 岁、11 岁了，你真的感觉到自己回到小时候了。

时光继续在慢慢地倒流，你的年龄也越来越小，你刚到进小学的年龄，你的确是个可爱的小男孩（或小女孩），你今年几岁？站在你旁边的人是谁？你知道是谁吗？……好，你现在变得更小了，全身都在缩小，手脚变短，像婴儿一样，请你看看，你周围的一切，看看你旁边的那个大人……那个大人正把你抱起来，抱在怀里……你已经回到了婴儿时代，现在我要求你看清楚抱你的那个人是谁？什么样子？穿的什么衣服？……你正在做什么？正在想什么……请你把这一切都告诉我……

评分：

0 分——不像暗示语所说的那样，能回想起往事。

1 分——回想起过去的事情，感觉到一些幼年时期的气氛。

2 分——只有被暗示的部分可发生倒退，而且倒退的情况不能自动出现。

3 分——行动并不像幼儿那样，但情不自禁地想象年龄倒退的情况，可以随意进行。

4 分——说话的口气、动作、态度，都像幼儿一样。

4. 负幻视

暗示语：

现在，请你睁开眼睛，眼睛可以睁大，并能看清周围的物体，但是，你并没有恢复清醒状态，你仍然处于很深的催眠状态中……请仍然保持全身放松的状态，睁开眼睛，看你面前的桌子（在桌子靠受术者的右前方处，放了一张纸，纸上放了一支铅笔。在桌子靠受术者的正前方处，又放了一支铅笔）。

施术者指着桌子上的纸说：

　　请看这张纸……再闭上眼睛……接下来，请睁开眼睛，你已经看不见那张纸了，而且你完全不知道那张纸的位置，早就看不见了……

施术者一边说一边把纸放在受术者正前方的铅笔下，右边的铅笔就直接放在桌子上。

　　好！现在你再次睁开眼睛，仔细地看桌子上，你已经看不见纸了，只看到铅笔，你知道有几支铅笔吗。……现在，请你把没有垫纸的铅笔拿起来，请注意，就拿没有垫纸的铅笔，然后交给我……

评分：

0分——没有什么特殊的变化，很自然地拿起了没有垫纸的铅笔。

1分——好像没有看见纸，其实是看见了，却故意选没有垫纸的铅笔。

2分——虽然没有拿纸上的铅笔，但这是反复比较后的结果，好像是故意忽视了纸的存在。

3分——没有发现纸的存在，拿起了纸上的铅笔。

4分——注意那张纸，却无法看见，拿起了纸上的铅笔。

5. 后催眠暗示

暗示语：

　　现在，请你再度保持放松的姿态。我马上要把你叫醒，使你恢复清醒状态。在你恢复清醒状态以后，你很难回想起在催眠施术过程中我所说的话以及你所做的事。在你记忆中留下的只是非常痛快地睡了一觉。

下面，我要开始数数字，从 10 倒数到 1，数到 5 的时候，你的眼睛会睁开，但是还没有恢复到清醒状态。数到 1 的时候，你才能完全清醒。醒来以后 5 分钟，我要用铅笔轻轻地敲桌子。一旦我敲桌子，你就会从你现在坐的椅子上站起来，走到前面的一张椅子旁。虽然你不明白为什么要这么做，但你必须这么做，这么做的原因你不知道，是谁要求你这么做，你也不知道，但你必须这么去做。

现在我开始数数：10、9，你开始慢慢地醒过来了，8、7、6、5，好的，你的眼睛可以睁开了，4、3、2、1，现在你已经完全清醒了。请继续坐在椅子上休息一会儿。

评分：

0 分——什么也没有做，也没有任何感觉。

1 分——想起被要求移动的位置，可是实际上没有动。

2 分——确实有想移动到另一个椅子旁的意向，但实际动作没有发生。

3 分——从原先坐的椅子上站了起来，可该动作在中途停止了。

4 分——如暗示语所要求的那样，站起来走到另一张椅子旁，但自己仍不知为何要这么做。其评分结果参见表 3。

表 3

观测点	分项得分	合计得分所在区间	评价意义
忘记年龄		0~5 分	无反应或不配合状态
忘记姓名		6~8 分	稍有反应
年龄倒退		9~11 分	处于即将进入状态
负幻视		12~14 分	正式进入状态
后催眠暗示		15~20 分	完全投入状态

附录二

催眠易感性人格特质测验

一、概述

许多研究表明，催眠易感性与人格特质之间存在密切关系。稳定型外向性格者或内向型神经质者的催眠易感性通常比较强，而稳定型内向性格者或外向型神经质者的催眠易感性则比较弱。在实践中，我们利用《卡特尔 16 人格因素量表》可对人格特质进行有效的测查。

卡特尔 16 种人格因素测验，是美国伊利诺伊州立大学人格及能力测验研究所卡特尔教授在综合采用观察法、实验法和多因素分析法，确定了人格结构的 16 种特质的基础上编制的理论构想型测验量表。该测验量表自 20 世纪 50 年代推出以来，已被世界上许多国家采用。

卡特尔确定的 16 种人格特质的名称和符号是：

（A）乐群性　　（B）聪慧性　　（C）稳定性　　（E）恃强性
（F）兴奋性　　（G）有恒性　　（H）敢为性　　（I）敏感性
（L）怀疑性　　（M）幻想性　　（N）世故性　　（O）忧虑性
（Q_1）试验性　（Q_2）独立性　（Q_3）自律性　（Q_4）紧张性

上述这些人格特质的含义解释如下：

1. 因素 A

高分者：开朗、热情、随和，易于建立社会联系，在集体中倾向于承担责任和担任领导。推销员、企业经理、商人、会计、教士、社会工作者等多具有此种特质。在性方面倾向于自由、早婚。在职业中容易得到晋升。

低分者：保守、孤僻、严肃、退缩、拘谨、生硬。在职业上倾向于从事富于创造性的工作，如科学家（尤其是物理学家和生物学家）、艺术家、音乐家和作家。

82

2. 因素 B

这是一个智力因素，并非产生于因素分析。高分者较聪明，低分者较迟钝。

3. 因素 C

高分者：情绪稳定、成熟，能够面对现实，在集体中较受尊重。较少患慢性病。容易与别人合作，多倾向于从事技术性工作、管理性工作，如飞行员、空中小姐、护士、研究人员、优秀运动员。不容易患精神疾病。

低分者：情绪不稳定、幼稚、意气用事。当在事业和爱情中受挫时情绪沮丧，不易恢复。多倾向于从事会计、办事员、农工、艺术家、售货员、教授等。身体易患慢性疾病。婚姻稳定性较差。

4. 因素 E

高分者：武断、盛气凌人、争强好胜、固执己见。有时表现出反传统倾向，不愿循规蹈矩，在集体活动中有时不遵守纪律，社会接触较广泛，有时饮酒过量，睡眠较少，不太注重宗教信仰，在婚后更看重独立性。在学校学习期间，学习成绩一般或稍差。在大学期间可能表现出较强的数学能力。创造性和研究能力较强，经商能力稍差。

低分者：谦卑、温顺、随和，惯于服从。职业选择倾向于教士、咨询顾问、农工、教授、医生、办事员。

5. 因素 F

高分者：轻松、愉快、逍遥、放纵。身体较健康，经济状况较好，性方面自我约束力较差。社会联系广泛，在集体中较引人注目。在家庭中，夫妻相互独立性较强。在职业上，倾向于运动员、商人、飞行员、战士、空中小姐、水手。惯犯中具此种特质的人较多。不容易得各种精神疾患和冠心病。

低分者：节制、自律、严肃、沉默寡言。职业上倾向于会计、行政人员、艺术家、工程师、教士、教授、科研人员等。不容易犯罪。在经济生活、道德行为、体育活动等方面都较谨慎，不喜欢冒险。学术活动能力比社会活动能力强一些。

6. **因素 G**

高分者：真诚、重良心、有毅力、道德感强、稳重、执著。孝敬父母，对异性较严谨，受到周围人的好评。社会责任感强，重视宗教，工作勤奋，睡眠较少，在直接接触的小群体中会自然而然地成为领导人物。在职业上倾向于会计、教士、民航驾驶员、空中小姐、百货公司经理等。很少有犯罪违法行为。宗教先知和宗教领袖多具有此特质。

低分者：自私、唯利是图、不讲原则、不守规则、不尊重父母、对异性较随便、缺乏社会责任感、轻视宗教。在职业上倾向于艺术家、社会工作者、社会科学家、竞技运动员、作家、记者等。具有此种特质的人可能有违法行为。那些声名狼藉的人多具有此特质。

7. **因素 H**

高分者：冒险，在社会行为方面胆大妄为。副交感神经占支配地位。在职业上倾向于竞技体育运动员、商人、音乐家、机械师等。

低分者：害羞、胆怯、易受惊吓。交感神经占支配地位。在职业上，倾向于牧师、教士、编辑人员、农业工人。

8. **因素 I**

高分者：细心、敏感、依赖。通常身体较弱、多病，不太爱参加体育锻炼。遇事优柔寡断、缺乏自信。儿童期间多受到家庭的溺爱或过分保护。很少喝酒。一般女性得分高于男性。在职业上倾向于美术家、牧师、教士、教授、行政人员、生物学家、社会科学家、社会工作者、编辑。在学习上，语文优于数学。

低分者：粗心、自立、现实。通常身体较健康，喜欢参加体育活动。遇事果断、自信。职业上倾向于物理学家、工程师、飞行员、电气技师、销售经理、警察等。

9. **因素 L**

高分者：多疑、戒备，不易受欺骗。易困，多睡眠。在集体中与他人保持距离，缺乏合作精神。职业上倾向于艺术家、编辑、农业工人、管理人员、创造性科学研究人员。有时有自杀、同性恋、

84

违法、吸毒等行为。

低分者：真诚、合作、宽容，容易适应环境，在集体中容易与人形成良好关系。职业上倾向于会计、飞行员、空中小姐、炊事员、电气技师、机械师、生物学家、物理学家。

10. 因素 M

高分者：富于想象、生活放荡不羁、对事漫不经心。通常在中学毕业后努力争取继续学习而不是早早就业。在集体中不太引人注目。不修边幅，不爱整洁，粗枝大叶。经常变换工作，不易晋升。具此种特质的人大多属于艺术家，或较多有吸毒、同性恋、违法方面的行为。

低分者：现实、脚踏实地、处事稳妥，具忧患意识，办事认真谨慎。

11. 因素 N

高分者：机敏、狡猾、圆滑、世故、人情练达、善于处世。不易罹患精神疾患。在社会中容易取得较好的地位。善于解决疑难问题，在集体中受到人们的重视。职业上倾向于心理学家、企业家、商人、空中小姐等。

低分者：直率、坦诚、不加掩饰、不留情面，有时显得过于刻板，不为社会所接受。在社会中不易取得较高地位。职业上倾向于艺术家、教士、汽车修理工、矿工、厨师、警卫。

12. 因素 O

高分者：忧郁、自责、缺乏安全感、焦虑、不安、自扰、杞人忧天。朋友较少。在集体中既无领袖欲望，亦不被推选为领袖。常抱怨环境，满腹牢骚。害羞、不善言辞、爱哭。职业上倾向于艺术家、教士、农工。

低分者：自信、心平气和、坦然、宁静，有时自负、自命不凡、自鸣得意，容易适应环境，知足常乐。职业上倾向于战斗飞行员、竞技体育运动员、行政人员、物理学家、机械师、空中小姐、心理学家。

13. 因素 Q_1

高分者：好奇、喜欢尝试各种可能，思想自由、开放、激进。

接近进步的政治党派，对宗教活动不够积极。身体较健康。在家庭中较少大男子主义。职业倾向于艺术家、作家、会计、工程师、教授。

低分者：保守、循规蹈矩、尊重传统。职业倾向于运动员、教士、农工、机械师、军官、音乐家、商人、警察、厨师、保姆。

14. 因素 Q_2

高分者：自信、有主见、足智多谋，遇事勇于自己做主，不依赖他人，不推诿责任。职业上倾向于创造性工作，如艺术家、工程师、科学研究人员、教授、作家。

低分者：依赖性强，缺乏主见，在集体中经常是一个随波逐流的人，对于权威是一个忠实的追随者。职业上倾向于空中小姐、厨师、保姆、护士、社会工作者。

15. 因素 Q_3

高分者：较强的自制力、较准确的意志力量、较坚定地追求自己的理想，有良好的自我感觉和自我评价，通常注重性道德，饮酒适度。在集体中，可以提出有价值的建议。职业上倾向于大学行政领导、飞行员、科学家、电气技师、警卫、机械师、厨师、物理学家。

低分者：不能自制、不遵守纪律、自我矛盾、松懈、随心所欲、为所欲为、漫不经心、不尊重社会规范。不太注重性道德，饮酒无节制。在职业上倾向于艺术家。

16. 因素 Q_4

高分者：紧张、有挫折感、经常处于被动局面、神经质、不自然、做作。在集体中很少被选为领导，通常感到不被别人尊重和接受。经常自叹命薄。在压力下容易惊慌失措。多患高血压症。职业倾向于农业工人、售货员、作家、记者。

低分者：放松、平静、有时反应迟钝、不敏感、很少有挫折感、遇事镇静自若。职业倾向于空中小姐、飞行员、海员、地理学家、物理学家。

上述人格特质因素是各自独立的，每一种因素与其他因素的相关度极小。由于这些因素的不同组合，就构成了一个人不同于其他人的独特个性。将16个分量表的得分放在一起，可以得到关于受测者个性的剖析图。效度资料中还包括50种不同精神心理疾患的典型剖析图，这些剖析图可以作为精神心理诊断的一种参考。

卡特尔16种人格因素测验共由187个测验题目组成，覆盖16种人格特质因素。每一种人格特质因素由10~13个测题予以确定。16种因素的测题采取按序轮流排列，以便于计分，并保持受试者作答时的兴趣。每一测题备有3个可能的答案，使受测者有折中的选择。测验的指导语和题目可由被试自己看，也可由主试读给被试听。可以个别施测，也可团体施测。测验时，每个被试发一份答卷纸，没有时间限制，并要求被试依题序以第一印象作答，无须迟疑不决，拖延时间。

二、卡特尔16种人格因素测验问卷

【指导语】

本测验包括一些有关个人兴趣与态度的问题。每个人都有自己的看法，对问题的回答自然不同，无所谓"正确"或"错误"。请应试者尽量表达自己的意见。

下面是四个例题。请尝试回答这几个问题，选出你的答案。

例题：

1. 我喜欢看团体球赛：
   A. 是的　　　　　　　　B. 偶然的
   C. 不是的

2. 我所喜欢的人大多是：
   A. 拘谨缄默的　　　　　B. 介于A与C之间
   C. 善于交际的

3. 金钱不能给予快乐：
   A. 是的　　　　　　　　B. 介于A与C之间
   C. 不是的

4. "女人"与"儿童"，犹如"猫"与：
   A. 小猫　　　　　　　　B. 狗
   C. 男童

第四题的正确答案应为"小猫",不过问卷中这一类问题比较少见。

作答时,请注意下列四点:

(1)请不要费时斟酌,应当顺其自然地依你个人的反应选答。一般说来,问题都略嫌简短而不能包含所有有关的因素或条件。比如第一题是有关球赛的问题,你对于参观排球赛或篮球赛的爱好可能不同,你的回答应就一般球赛而论。通常每分钟可做五六题,全部问题应在半小时内完成。

(2)除非在万不得已的情形下,尽量避免如"介于 A 与 C 之间",或"不甚确定"这样的中性答案。

(3)请不要遗漏,务必对每一个问题作答。有些问题似乎不符合你,有些问题又似乎涉及隐私,但本测验的目的在于研究比较青年和成人的兴趣和态度,希望参试者真实作答。

(4)作答时,请坦白表达自己的兴趣与态度,不必顾忌到主试者或其他人的意见与立场。

【测题】

1. 我很明了本测验的说明:
   A. 是的   B. 不一定
   C. 不是的

2. 我对本测验每一个问题都会按自己的真实情况作答:
   A. 是的   B. 不一定
   C. 不同意

3. 有度假机会时,我宁愿:
   A. 去一个繁华的都市   B. 介于 A 与 C 之间
   C. 闲居清静而偏僻的郊区

4. 我有足够的能力应付困难:
   A. 是的   B. 不一定
   C. 不是的

5. 即使是关在铁笼内的猛兽也会使我见了惴惴不安:
   A. 是的   B. 不一定
   C. 不是的

6. 我总避免批评别人的言行：
   A. 是的　　　　　　　　　B. 有时如此
   C. 不是的

7. 我的思想似乎：
   A. 走在时代前面　　　　　B. 不太确定
   C. 正符合时代

8. 我不擅长说笑话讲趣事：
   A. 是的　　　　　　　　　B. 介于 A 与 C 之间
   C. 不是的

9. 当我看到亲友邻居争执时，我总是：
   A. 任其自己解决　　　　　B. 置之不理
   C. 予以劝解

10. 在社交场合中，我：
    A. 谈吐自然　　　　　　　B. 介于 A 与 C 之间
    C. 退避三舍，保持沉默

11. 我愿做一名：
    A. 建筑工程师　　　　　　B. 不确定
    C. 社会科学教员

12. 阅读时，我宁愿选读：
    A. 著名的宗教教义　　　　B. 不确定
    C. 国家政治组织的理论

13. 我相信许多人都有心理不正常，虽然他们都不愿意承认：
    A. 是的　　　　　　　　　B. 介于 A 与 C 之间
    C. 不是的

14. 我所希望的结婚对象应擅长交际而无须有文艺才能：
    A. 是的　　　　　　　　　B. 不一定
    C. 不是的

15. 对于头脑简单和不讲理的人，我仍能待之以礼：
    A. 是的　　　　　　　　　B. 介于 A 与 C 之间
    C. 不是的

16. 受人侍奉时我常感到不安：

A. 是的　　　　　　　　　　B. 介于 A 与 C 之间

C. 不是的

17. 从事体力或脑力劳动后，我比平常人需要更多的休息才能恢复工作效率：

A. 是的　　　　　　　　　　B. 介于 A 与 C 之间

C. 不是的

18. 半夜醒来，我会为各种忧虑而不能入眠：

A. 常常如此　　　　　　　　B. 有时如此

C. 极少如此

19. 事情进行不顺利时，我常会急得掉眼泪：

A. 从不如此　　　　　　　　B. 有时如此

C. 时常如此

20. 我认为只要双方同意就可以离婚，不应当受传统礼教的束缚：

A. 是的　　　　　　　　　　B. 介于 A 与 C 之间

C. 不是的

21. 我对于人或物的兴趣都很容易改变：

A. 是的　　　　　　　　　　B. 介于 A 与 C 之间

C. 不是的

22. 筹划事务时，我宁愿：

A. 和别人合作　　　　　　　B. 不确定

C. 自己单独进行

23. 我常会无端地自言自语：

A. 常常如此　　　　　　　　B. 偶然如此

C. 从不如此

24. 无论工作、饮食或出游，我总：

A. 很匆忙，不能尽兴　　　　B. 介于 A 与 C 之间

C. 从容不迫

25. 有时我会怀疑别人是否对我的言谈真正有兴趣：

A. 是的　　　　　　　　　　B. 介于 A 与 C 之间

C. 不是的

26. 在工厂中，我宁愿负责：

    A. 机械组　　　　　　　　　B. 介于 A 与 C 之间

    C. 人事组

27. 在阅读时，我宁愿选读：

    A. 太空旅行　　　　　　　　B. 不太确定

    C. 家庭教育

28. 下列三个字中哪个字与其他两个字属于不同类型：

    A. 狗　　　　　　　　　　　B. 石

    C. 牛

29. 如果我能重新做人，我要：

    A. 把生活安排得和以前不同　B. 不确定

    C. 生活得和以前相仿

30. 在我一生之中，我总能达到我所预期的目标：

    A. 是的　　　　　　　　　　B. 不一定

    C. 不是的

31. 当我说谎时，我总觉内心不安，不敢正视对方：

    A. 是的　　　　　　　　　　B. 不一定

    C. 不是的

32. 假使我手持一支装有子弹的手枪，我必须取出子弹才能安心：

    A. 是的　　　　　　　　　　B. 介于 A 与 C 之间

    C. 不是的

33. 朋友们大多认为我是一个说话风趣的人：

    A. 是的　　　　　　　　　　B. 不一定

    C. 不是的

34. 如果人们知道我的内心世界，他们都会感到惊讶：

    A. 是的　　　　　　　　　　B. 不一定

    C. 不是的

35. 在社交场合中，如果我突然成为众所注意的中心，会感到局促不安：

    A. 是的　　　　　　　　　　B. 介于 A 与 C 之间

C. 不是的

36. 我总喜欢参加规模庞大的聚会、舞会或公共集会：

    A. 是的　　　　　　　　　　B. 介于 A 与 C 之间

    C. 不是的

37. 在下列工作中，我更喜欢的是：

    A. 音乐　　　　　　　　　　B. 不确定

    C. 手工

38. 我常常怀疑那些过分友善的人动机是否如此：

    A. 是的　　　　　　　　　　B. 介于 A 与 C 之间

    C. 不是的

39. 我宁愿自己是：

    A. 一个艺人或博学家　　　B. 不确定

    C. 会计师或保险公司的经纪人

40. 目前世界所需要的：

    A. 多产生一些富有改善世界计划的理想家

    B. 不确定

    C. 脚踏实地的可靠公司

41. 有时候我觉得我需要做剧烈的体力活动：

    A. 是的　　　　　　　　　　B. 介于 A 与 C 之间

    C. 不是的

42. 我愿意与有礼貌有教养的人来往，而不愿意和粗鲁野蛮的人为伍：

    A. 是的　　　　　　　　　　B. 介于 A 与 C 之间

    C. 不是的

43. 在处理一些必须凭借智慧的事务中，我的父母的确：

    A. 较一般人差　　　　　　B. 普通

    C. 超人一等

44. 当上司（或教师）召见我时，我：

    A. 总觉得可以趁此机会提出建议

    B. 介于 A 与 C 之间

    C. 总怀疑自己做错了什么事

45. 假使薪俸优厚，我愿意专任照料精神病人的职务：
    A. 是的　　　　　　　　B. 介于 A 与 C 之间
    C. 不是的

46. 看报时，我喜欢读：
    A. 当前世界基本社会问题的辩论
    B. 介于 A 与 C 之间
    C. 地方新闻的报道

47. 我曾担任过：
    A. 一种职务　　　　　　B. 多种职务
    C. 非常多的职务

48. 逛街时，我宁愿观看一个画家写生，而不愿旁听人家议论：
    A. 是的　　　　　　　　B. 不一定
    C. 不是的

49. 我的神经脆弱，稍有刺激性的声音就会使我战栗：
    A. 时常如此　　　　　　B. 有时如此
    C. 从不如此

50. 我在清早起床时，就常常感到疲乏不堪：
    A. 是的　　　　　　　　B. 介于 A 与 C 之间
    C. 不是的

51. 我宁愿是一个：
    A. 管森林的工作人员　　B. 不一定
    C. 中小学教员

52. 每逢年节或亲友生日，我：
    A. 喜欢互相赠送礼物　　B. 不太确定
    C. 觉得交换礼物是麻烦的事

53. 下列数字中，哪个数字与其他两个数字属于不同类：
    A. 5　　　　　　　　　　B. 2
    C. 7

54. "猫"与"鱼"就如同"牛"与：
    A. 牛乳　　　　　　　　B. 牧草

C. 盐

55. 在为人处事的各个方面，我的父母很值得敬佩：

    A. 是的   B. 不一定

    C. 不是的

56. 我觉得我有一些别人所不及的优良品质：

    A. 是的   B. 不一定

    C. 不是的

57. 只要有利于大家，尽管别人认为卑贱的工作，我也乐意为之，不以为耻：

    A. 是的   B. 不太确定

    C. 不是的

58. 我喜欢看电影或参加其他娱乐活动：

    A. 每周一次以上（比一般人多）

    B. 每周一次（与一般人相似）

    C. 偶然一次（比一般人少）

59. 我喜欢从事需要精确技术的工作：

    A. 是的   B. 介于 A 与 C 之间

    C. 不是的

60. 在有思想、有地位的长者面前，我总较为缄默：

    A. 是的   B. 介于 A 与 C 之间

    C. 不是的

61. 就我来说，在大众面前演讲或表演是一件不容易的事：

    A. 是的   B. 介于 A 与 C 之间

    C. 不是的

62. 我宁愿：

    A. 指挥几个人做   B. 不确定

    C. 和团体共同做

63. 纵使我做了一桩贻笑大方的事，我也仍然能够将它淡然忘却：

    A. 是的   B. 介于 A 与 C 之间

    C. 不是的

64. 没有人会幸灾乐祸地希望我遭遇困难：

    A. 是的　　　　　　　　B. 不确定

    C. 不是的

65. 堂堂的男子汉应该：

    A. 考虑人生的意义　　　B. 不确定

    C. 谋求家庭的温饱

66. 我喜欢解决别人已弄得一塌糊涂的问题：

    A. 是的　　　　　　　　B. 介于 A 与 C 之间

    C. 不是的

67. 我十分高兴的时候总有"好景不长"之感：

    A. 是的　　　　　　　　B. 介于 A 与 C 之间

    C. 不是的

68. 在一般的困难处境下，我总能保持乐观：

    A. 是的　　　　　　　　B. 不一定

    C. 不是的

69. 迁居是一桩极不愉快的事：

    A. 是的　　　　　　　　B. 介于 A 与 C 之间

    C. 不是的

70. 在我年轻的时候，如果我和父母的意见不同，我经常：

    A. 坚持自己的意见　　　B. 介于 A 与 C 之间

    C. 接受他们的意见

71. 我希望我的爱人能够使家庭：

    A. 有其自身的欢乐与活动　　B. 介于 A 与 C 之间

    C. 成为邻里社交活动的一部分

72. 我解决问题多数依靠：

    A. 个人独立思考　　　　B. 介于 A 与 C 之间

    C. 与人互相讨论

73. 需要当机立断时，我总是：

    A. 镇静地运用理智　　　B. 介于 A 与 C 之间

    C. 常常紧张兴奋，不能冷静思考

74. 最近，在一两桩事情上，我觉得自己是无故受累：

A. 是的　　　　　　　　　B. 介于 A 与 C 之间

C. 不是的

75. 我善于控制我的友情：

A. 是的　　　　　　　　　B. 介于 A 与 C 之间

C. 不是的

76. 如果薪俸相等，我宁愿：

A. 当个化学研究师　　　　B. 不确定

C. 当个旅行社经理

77. "惊讶"与"新奇"犹如"惧怕"与：

A. 勇敢　　　　　　　　　B. 焦虑

C. 恐怖

78. 下列三个分数中，哪一个与其他两个属不同类别？

A. $\dfrac{3}{7}$　　　　　　　　　B. $\dfrac{3}{9}$

C. $\dfrac{3}{11}$

79. 不知什么缘故，有些人故意回避或冷淡我：

A. 是的　　　　　　　　　B. 不一定

C. 不是的

80. 我虽善意待人，却得不到好报：

A. 是的　　　　　　　　　B. 不一定

C. 不是的

81. 我不喜欢那些夜郎自大、目空一切的人：

A. 是的　　　　　　　　　B. 介于 A 与 C 之间

C. 不是的

82. 和一般人相比，我的朋友的确太少：

A. 是的　　　　　　　　　B. 介于 A 与 C 之间

C. 不是的

83. 出于万不得已时，我才参加社交集会，否则我总设法
回避：

A. 是的　　　　　　　　　B. 不一定

C. 不是的

84. 在服务机关中，对上级的逢迎得当，比工作上的表现更为重要：

  A. 是的　　　　　　　　B. 介于 A 与 C 之间
  C. 不是的

85. 参加竞赛时，我看重的是竞赛活动，而不计较其成败：

  A. 总是如此　　　　　　B. 一般如此
  C. 偶然如此

86. 我宁愿我所从事的职业有：

  A. 固定可靠的薪水　　　B. 介于 A 与 C 之间
  C. 薪资高低能随我工作的表现而随时调整

87. 我宁愿阅读：

  A. 军事与政治的事实记载　B. 不一定
  C. 一部富于情感与幻想的作品

88. 有许多人不敢欺骗、犯罪，主要原因是怕受到惩罚：

  A. 是的　　　　　　　　B. 介于 A 与 C 之间
  C. 不是的

89. 我的父母（或保护人）从未很严格地要我事事顺从：

  A. 是的　　　　　　　　B. 不一定
  C. 不是的

90. “百折不挠”、“再接再厉”的精神似乎完全被现代人忽视了：

  A. 是的　　　　　　　　B. 不一定
  C. 不是的

91. 如果有人对我发怒，我总是：

  A. 设法使他镇静下来　　B. 不太确定
  C. 也会恼怒起来

92. 我希望大家都提倡：

  A. 多吃蔬菜以避免杀生　B. 不一定
  C. 发展农业，捕灭对农产品有害的动物

93. 无论在极高的屋顶上还是极深的隧道中，我很少觉得胆怯不安：

      A. 是的　　　　　　　　　B. 介于 A 与 C 之间

      C. 不是的

94. 我只要没有过错，不管人家怎样归咎于我，我总能心安理得：

      A. 是的　　　　　　　　　B. 不一定

      C. 不是的

95. 凡是无法运用理智来解决的问题，有时就不得不靠权力来处理：

      A. 是的　　　　　　　　　B. 介于 A 与 C 之间

      C. 不是的

96. 我十六七岁时与异性朋友的交流：

      A. 极多　　　　　　　　　B. 介于 A 与 C 之间

      C. 比别人冷淡

97. 我在交际场合或所参加的组织中是一个活跃分子：

      A. 是的　　　　　　　　　B. 介于 A 与 C 之间

      C. 不是的

98. 在人声嘈杂中，我仍能不受妨碍，专心工作：

      A. 是的　　　　　　　　　B. 介于 A 与 C 之间

      C. 不是的

99. 在某些心境下，我常因困惑引起幻想而将工作搁置：

      A. 是的　　　　　　　　　B. 介于 A 与 C 之间

      C. 不是的

100. 我很少用难堪的话去中伤别人的感情：

      A. 是的　　　　　　　　　B. 不太确定

      C. 不是的

101. 我更愿意做一名：

      A. 商店经理　　　　　　　B. 不确定

      C. 建筑师

102. "理不胜辞"的意思是：

      A. 理不如辞　　　　　　　B. 理多而辞寡

C. 辞藻丰富而理由不足

103. "锄头"与"挖掘"犹如"刀子"与:

    A. 雕刻   B. 切割

    C. 铲除

104. 我常横过街道,以回避我不愿招呼的人:

    A. 很少如此   B. 偶然如此

    C. 有时如此

105. 在我倾听音乐时,如果人家高谈阔论:

    A. 我仍然能够专心倾听,不受影响

    B. 介于 A 与 C 之间

    C. 我会因不能专心欣赏而感到恼怒

106. 在课堂上,如果我的意见与教师不同,我常:

    A. 保持缄默   B. 不一定

    C. 当场表明立场

107. 我和异性朋友交谈时,竭力避免涉及有关"性"的话题:

    A. 是的   B. 介于 A 与 C 之间

    C. 不是的

108. 我待人接物的确不太成功:

    A. 是的   B. 不尽然

    C. 不是的

109. 每当考虑困难问题时,我总是:

    A. 一切都未雨绸缪   B. 介于 A 与 C 之间

    C. 相信到时候自然会解决

110. 我所结交的朋友中,男女各占一半:

    A. 是的   B. 介于 A 与 C 之间

    C. 不是的

111. 我宁可:

    A. 结识很多人   B. 不一定

    C. 维持几个深交的朋友

112. 我宁为哲学家,而不做机械工程师:

    A. 是的   B. 不确定

C. 不是的

113. 如果我发现某人自私不义时，我总不顾一切指责他的弱点：

　　A. 是的　　　　　　　　　B. 介于 A 与 C 之间
　　C. 不是的

114. 我善用心计去影响同伴，使他们能协助实现我的目标：

　　A. 是的　　　　　　　　　B. 介于 A 与 C 之间
　　C. 不是的

115. 我喜欢做戏剧、音乐、歌剧等新闻采访工作：

　　A. 是的　　　　　　　　　B. 不一定
　　C. 不是的

116. 当人们赞扬我时，我总觉得不好意思：

　　A. 是的　　　　　　　　　B. 介于 A 与 C 之间
　　C. 不是的

117. 我以为现代社会最需要解决的问题是：

　　A. 政治纠纷　　　　　　　B. 不太确定
　　C. 道德目标的有无

118. 我有时会无故地产生一种面临横祸的恐惧：

　　A. 是的　　　　　　　　　B. 有时如此
　　C. 不是的

119. 我在童年时，害怕黑暗的次数：

　　A. 极多　　　　　　　　　B. 不太多
　　C. 没有

120. 黄昏闲暇，我喜欢：

　　A. 看一部历史探险影片　　B. 不一定
　　C. 读一本科学幻想小说

121. 当人们批评我古怪时，我觉得：

　　A. 非常气恼　　　　　　　B. 有些动气
　　C. 无所谓

122. 在一个陌生的城市找住址时，我经常：

　　A. 见人问路　　　　　　　B. 介于 A 与 C 之间

C. 参考市区地图

123. 朋友们声言要在家休息时，我仍想方设法怂恿他们外出：

    A. 是的   B. 不一定

    C. 不是的

124. 在就寝时，我：

    A. 不易入睡   B. 介于 A 与 C 之间

    C. 极易入睡

125. 有人烦扰我时，我：

    A. 能不露声色   B. 介于 A 与 C 之间

    C. 要说给别人听，以泄气愤

126. 如果薪俸相等，我宁愿做一个：

    A. 律师   B. 不确定

    C. 飞行员或航海员

127. 时间永恒是比喻：

    A. 时间过得很慢   B. 忘了时间

    C. 光阴一去不复返

128. 下列三项记号中，应紧接哪一项：

           ×○○○○××○○○××

    A. ×○×   B. ○○×

    C. ○××

129. 在陌生的地方，我仍能清楚地辨别东西南北：

    A. 是的   B. 介于 A 与 C 之间

    C. 不是的

130. 我的确比一般人幸运，因为我能从事自己所喜欢的工作：

    A. 是的   B. 不一定

    C. 不是的

131. 如果我急于想借用别人的东西而物主恰又不在，我认为先取后告亦无大碍：

    A. 是的   B. 介于 A 与 C 之间

    C. 不是的

132. 我喜欢向友人讲述一些以往的有趣的社交经验：

A. 是的 B. 介于 A 与 C 之间

C. 不是的

133. 我更愿意做一名：

A. 演员 B. 不确定

C. 建筑师

134. 工作学习之余，我总要安排计划，不使时间浪费：

A. 是的 B. 介于 A 与 C 之间

C. 不是的

135. 与人交际时，我常会无端地产生一种自卑感：

A. 是的 B. 介于 A 与 C 之间

C. 不是的

136. 主动与陌生人交谈：

A. 是一桩难事 B. 介于 A 与 C 之间

C. 毫无困难

137. 我喜欢的音乐，多数是：

A. 轻快活泼的 B. 介于 A 与 C 之间

C. 富于情感的

138. 我爱做"白日梦"，即"完全沉浸于幻想之中"：

A. 是的 B. 不一定

C. 不是的

139. 未来 20 年的世界局势定将好转：

A. 是的 B. 不一定

C. 不是的

140. 童年时，我喜欢阅读：

A. 战争故事 B. 不确定

C. 神话幻想故事

141. 我素来对机械、汽车、飞机等有兴趣：

A. 是的 B. 介于 A 与 C 之间

C. 不是的

142. 我愿意做一个缓刑释放罪犯的管理监视人：

A. 是的 B. 介于 A 与 C 之间

C. 不是的

143. 人们认为我只不过是一个能苦干、稍有成就的人：

　　A. 是的　　　　　　　　　B. 介于 A 与 C 之间

　　C. 不是的

144. 在逆境中，我总能保持精神振奋：

　　A. 是的　　　　　　　　　B. 介于 A 与 C 之间

　　C. 不是的

145. 我以为人工节育是解决世界经济与和平问题的要诀：

　　A. 是的　　　　　　　　　B. 不太确定

　　C. 不是的

146. 我喜欢独自筹划，避免人家的干涉和建议：

　　A. 是的　　　　　　　　　B. 介于 A 与 C 之间

　　C. 不是的

147. 我相信"上司不可能没有过错，但他仍有权做当权者"：

　　A. 是的　　　　　　　　　B. 不一定

　　C. 不是的

148. 我总设法使自己不粗心大意，忽略细节：

　　A. 是的　　　　　　　　　B. 介于 A 与 C 之间

　　C. 不是的

149. 与人争辩或险遭事故后，我常发抖，精疲力竭，不能安心工作：

　　A. 是的　　　　　　　　　B. 介于 A 与 C 之间

　　C. 不是的

150. 没有医生处方，我从不乱用药：

　　A. 是的　　　　　　　　　B. 介于 A 与 C 之间

　　C. 不是的

151. 为了培养个人的兴趣，我愿意参加：

　　A. 摄影组　　　　　　　　B. 不确定

　　C. 辩论会

152. 星火燎原对等于姑息：

　　A. 同情　　　　　　　　　B. 养奸

　　　　C. 纵容

153. "钟表"与"时间"犹如"裁缝"与：

　　　　A. 西装　　　　　　　　　B. 剪刀

　　　　C. 布料

154. 生动的梦境常常打扰我的睡眠：

　　　　A. 时常如此　　　　　　　B. 偶然如此

　　　　C. 从未如此

155. 我过去曾撕毁一些禁止人们自由的布告：

　　　　A. 是的　　　　　　　　　B. 介于 A 与 C 之间

　　　　C. 不是的

156. 在一个陌生的城市中，我会：

　　　　A. 到处闲游　　　　　　　B. 不确定

　　　　C. 避免去较不安全的地方

157. 我宁愿服饰素洁大方，而不愿争奇斗艳惹人注目：

　　　　A. 是的　　　　　　　　　B. 不太确定

　　　　C. 不是的

158. 黄昏时，安静的娱乐远胜过热闹的宴会：

　　　　A. 是的　　　　　　　　　B. 不太确定

　　　　C. 不是的

159. 我常常明知故犯，不愿意接受好心的建议：

　　　　A. 偶然如此　　　　　　　B. 经常如此

　　　　C. 从不如此

160. 我总把"是非"、"善恶"作为判断或取舍的原则：

　　　　A. 是的　　　　　　　　　B. 介于 A 与 C 之间

　　　　C. 不是的

161. 我工作时不喜欢有许多人在旁参观：

　　　　A. 是的　　　　　　　　　B. 介于 A 与 C 之间

　　　　C. 不是的

162. 故意去为难一些有教养的人，如医生、教师等人的尊严，是一件有趣的事：

　　　　A. 是的　　　　　　　　　B. 介于 A 与 C 之间

C. 不是的

163. 在各种课程中，我较喜欢：

    A. 语文   B. 不确定

    C. 数学

164. 那些自以为是、道貌岸然的人最使我生气：

    A. 是的   B. 介于 A 与 C 之间

    C. 不是的

165. 与平常循规蹈矩的人交谈：

    A. 颇有兴趣，亦有所得   B. 介于 A 与 C 之间

    C. 他们思想的肤浅使我厌烦

166. 我喜欢：

    A. 有几个有时对我很苛求却富有感情的朋友

    B. 介于 A 与 C 之间

    C. 不受别人的干涉

167. 在做民意投票时，我宁愿投票赞同：

    A. 切实根绝有心理缺陷者的生育

    B. 不确定

    C. 对杀人犯判死刑

168. 我有时会无端地感到沮丧、痛苦：

    A. 是的   B. 介于 A 与 C 之间

    C. 不是的

169. 当我与立场相反的人辩论时，我主张：

    A. 尽量指出基本观点的差异 B. 不一定

    C. 彼此让步以解决矛盾

170. 我一向重感情而不重理智，因此我的观点常摇摆不定：

    A. 是的   B. 不致如此

    C. 不是的

171. 我的学习效率多依赖于：

    A. 阅读好书   B. 介于 A 与 C 之间

    C. 参加团体讨论

172. 我宁选一个薪俸高的工作，不在乎有无保障，而不愿选

工资低的固定工作：

   A. 是的   B. 不太确定

   C. 不是的

173. 在参加辩论以前，我总先把握住自己的立场：

   A. 经常如此   B. 一般如此

   C. 必要时才如此

174. 我常被一些无所谓的琐事所烦扰：

   A. 是的   B. 介于 A 与 C 之间

   C. 不是的

175. 我宁愿住在嘈杂的城市，而不愿住在安静的乡村：

   A. 是的   B. 不太确定

   C. 不是的

176. 我宁愿：

   A. 负责领导儿童游戏 B. 不确定

   C. 协助钟表修理

177. 一人犯事，众人受累。我对这句话的反应是：

   A. 愤   B. 债

   C. 喷

178. 望子成龙的家长往往____苗助长：

   A. 揠   B. 堰

   C. 偃

179. 快速的转变并不影响我的情绪：

   A. 是的   B. 介于 A 与 C 之间

   C. 不是的

180. 因为我对于一切问题都有些见解，大家都公认我富于思想：

   A. 是的   B. 介于 A 与 C 之间

   C. 不是的

181. 我讲话的声音：

   A. 洪亮   B. 介于 A 与 C 之间

   C. 低沉

182. 人们公认我是一个活跃热情的人：

　　　A. 是的　　　　　　　　　B. 介于 A 与 C 之间

　　　C. 不是的

183. 我喜欢有旅行和变动机会的工作，而不计较工作本身是否有保障：

　　　A. 是的　　　　　　　　　B. 介于 A 与 C 之间

　　　C. 不是的

184. 我做事严格，凡事都务求正确尽善：

　　　A. 是的　　　　　　　　　B. 介于 A 与 C 之间

　　　C. 不是的

185. 在取回或归还东西时，我总仔细检查东西是否保持原状：

　　　A. 是的　　　　　　　　　B. 介于 A 与 C 之间

　　　C. 不是的

186. 我通常精力充沛，忙碌事多：

　　　A. 是的　　　　　　　　　B. 不一定

　　　C. 不是的

187. 我确信我没有遗漏或不经心回答上面任何问题：

　　　A. 是的　　　　　　　　　B. 不确定

　　　C. 不是的

三、卡特尔 16 种人格因素测验的计分规则与结果解释

（1）每一题各有 A、B、C 三个答案，分别可得 0 分、1 分或 2 分。聪慧性（因素 B）量表的题目有正确答案，每题答对 1 分，不对 0 分。

（2）卡特尔 16 种人格因素测验一般采用计算机程序自动计分或手动模板计分。若是手动模板计分，则通常有两张模板，每张可为 8 个量表计分。

利用模板计分，只能得到各个量表的原始分数。但各量表题目数量不等，因此需要通过查常模表将原始分数换算成标准 10 分（比标准 9 分多一个等级），再按标准 10 分在剖析图上找到相应的坐标位置，将各点连成曲线，最后可得到一个人的人格剖面图。需

要说明的是，对 16 种人格因素的分数不能独立地解释，因为 16 种因素分数高低的意义，有赖于其他各因素分数的高低或全体因素的组合方式。

（3）四种次元人格因素的确定方法：

卡特尔 16 种人格因素测验量表不但能明确描绘 16 种基本人格特征，而且还能通过对测验结果作统计分析，推算出许多种可以形容人格类型的次元因素。次元因素共有 8 种，这里列出其中与催眠易感性有关的 4 种计算方法。

①适应与焦虑性 $= 0.2L - 0.2C - 0.2H + 0.3O - 0.2Q_3 + 0.4Q_4 + 3.8$

式中，L、C、H、O、Q_3、Q_4 分别代表相应量表的标准分数，得分数即代表焦虑性之强弱。低分者生活顺利，通常感觉心满意足，但极端低分者可能缺乏毅力，事事知难而退，不肯奋斗提高。高分者通常易于激动、焦虑，对于自己的境遇常常感到不满意，高度的焦虑不但会降低工作的效率，而且也会影响身体的健康。

②内向与外向性 $= 0.2A + 0.3E + 0.4F + 0.5H - 0.2Q_2 - 1.1$

式中字母 A、E、F、H、Q_2 代表相应量表的标准分数，所得分数即代表内外向性。低分者内向，通常羞怯而审慎，与人相处拘谨不自在。高分者外向，通常善于交际，不拘小节，不受拘束。内外向性格无所谓利弊，须以工作性质为准，例如，内向者较专心，能从事精确性的工作；外向者适于从事外交和商业工作，而对于学术研究却未必有利。

③感情用事与安详机警性

$= 0.2C - 0.4A + 0.2E + 0.2F - 0.6I + 0.2N - 0.2M + 7.7$

所得分数即代表安详机警性。低分者情绪多困扰不安，常感觉挫折气馁，遇到问题需经反复考虑才能决定，但平时较含蓄敏感，温文尔雅，讲究生活艺术。高分者安详警觉，果断刚毅，有进取精神，但常常过分现实，忽视了许多生活的情趣；遇到困难有时不经考虑，不计后果便贸然行事。

④怯懦与果敢性 $= 0.4E - 0.3A - 0.2G + 0.3M + 0.4Q_1 + 0.4Q_2$

低分者常常人云亦云，优柔寡断，受人驱使而不能独立，依赖性强，因而事事迁就，以获取别人的欢心。高分者独立、果敢，锋芒毕露，有气魄，常常自动寻找可施展所长的环境或机会，充分表现自己的独创能力。

四、催眠易感性强者的人格特征剖面图

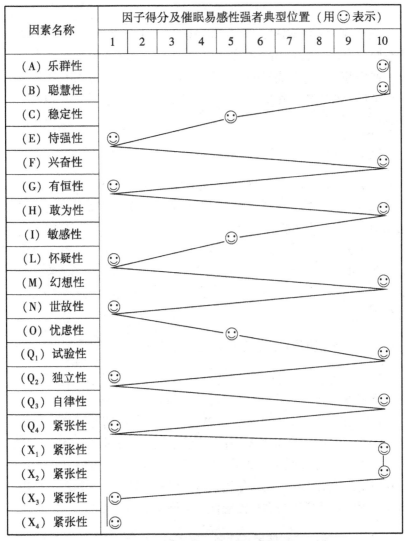

催眠易感性强者的人格特征剖面图

附录三

心理测验管理条例

心理测验指在鉴别智力、因材施教、人才选拔、就业指导、临床诊断等方面具有咨询、鉴定和预测功能的测量工具。凡从事研制、使用和出售心理测验的中国心理学会会员个人或所属机构,有责任维护心理测验工作健康发展。在从事心理测验工作中须遵循本条例:

(一) 测验的登记注册

1. 凡中国心理学会会员个人或集体所编制、修订、发行与出售的心理测验,都必须到中国心理学会心理测量专业委员会申请登记注册。(非会员也可申请登记)

2. 心理测量专业委员会只认可那些经科学论证程序审核鉴定的标准化测验,并予以登记注册。凡经过登记注册的心理测验,均给予统一分类编号,并定期在中国心理学会主办的《心理学报》公布。

(二) 测验使用人员的资格认定

3. 心理专业的本科以上毕业生或在心理测量专家的指导下,具有两年以上测验使用经验者,可获得测验使用资格。

4. 凡在心理测量专业委员会备案并获得认可的心理测量培训班,由本专业委员会颁发测验使用人员的资格认定书。

5. 凡经过心理测量培训班的专门训练并获得资格认定书者,具有使用测验的资格。测验使用人员的资格认定书分为两种:单项测验使用资格认定书与多项测验使用资格认定书。

(三) 测验的控制使用与保管

6. 任何心理测验必须对该测验的使用范围、实施程序以及测

110

验使用者的资格加以明确规定，并在该测验手册中作出详尽描述。

7. 具有测验使用资格者，可凭测验使用资格认定书购买和使用相应的心理测验器材，并要负责对测验器材的妥善保管。

8. 测验使用者必须严格按照测验指导手册的规定使用测验。在使用心理测验作为诊断或取舍决定等重要决策的参考依据时，测验使用者必须选择适当的测验，并要采取一定的检查措施；测验使用的记录及书面报告应保存备查。

9. 凡中国心理学会会员个人或机构在修订与出售他人所编制的心理测验时，必须首先征得该测验的主管单位或作者的同意。印制、发行与出售心理测验器材的机构应该到心理测量专业委员会登记，并只能将测验器材售予具有测验使用资格者。

10. 为保证测验的科学性与实用价值，标准化测验的内容与器材不得在各类非专业刊物上发表。

11. 本条例自中国心理学会批准之日起生效，其修订与解释权归中国心理学会心理测量专业委员会。

中国心理学会
1992 年 12 月

附录四

心理测验工作者的道德准则

心理测验在鉴别智力、因材施教、人才选拔、就业指导、临床诊断等方面具有作为咨询鉴定和预测工具的效能。凡在诊断、鉴定、咨询及人员选拔等工作中使用心理测验的人员，必须具备心理测量专业委员会所认定的资格。在使用心理测验时，心理测验工作者应高度重视科学性与客观性原则，不利用职位或业务关系妨碍测验功能的正常发挥。使用心理测验的人员，有责任遵循下列道德准则。

一、心理测验工作者应知道自己承担的重大社会责任，对待测验工作须持有科学、严肃、谨慎、谦虚的态度。

二、心理测验工作者应自觉遵守国家的各项法令与法规，遵守《心理测验管理条例》。

三、心理测验工作者在介绍测验的效能与结果时，必须提供真实和准确的信息，避免感情用事，虚假的断言和曲解。

四、心理测验工作者应尊重被测者的人格，对测量中获得的个人信息要加以保密，除非对个人或社会可能造成危害的情况，才能告知有关方面。

五、心理测验工作者应保证以专业的要求和社会的需要来使用心理测验，不得滥用和单纯追求经济利益。

六、为维护心理测验的有效性，凡规定不宜公开的心理测验内容、器材、评分标准以及常模等，均应保密。

七、心理测验工作者应以正确的方式将所测结果告知被测者或有关人员，并提供有益的帮助与建议。在一般情况下，只告诉测验的解释，不要告诉测验的具体分数。

八、心理测验工作者及各心理测量机构之间在业务交流中，应以诚相待，互相学习，团结协作。

九、在编制、修订或出售、使用心理测验时，应考虑到可能带来的利益冲突，避免有损于心理测量工作的健康发展。

中国心理学会
1992 年 12 月

附录五

卫生系统心理咨询与心理治疗工作者条例

一、资格

1. 学历或职称要求：大学心理学系毕业获学士以上学位，从事心理咨询与心理治疗工作者；或医学院校毕业获学士以上学位，从事心理咨询与心理治疗工作者；或具有国家承认的心理学或医学大专学历，从事心理咨询与心理治疗工作者；或无上述学历，但具有心理学或医学中级以上职称，经过省级以上心理学会或心理卫生协会认可举办的心理咨询与心理治疗专业培训，从事心理咨询与心理治疗工作者。

2. 理论知识：心理咨询与心理治疗工作者应具备心理治疗理论知识以及普通心理学、发展心理学、神经病学、变态心理学（或精神病学）、人格心理学、会谈及心理诊断技术、心理测量等方面的知识。非医学专业者应补修有关医学知识（如：内科、儿科和神经科等方面）。

3. 临床实践：符合上述学历或职称要求的心理咨询与心理治疗工作者需要在有经验的专业工作者指导下，从事心理咨询与心理治疗的临床实践至少半年以上，方可独立从事此项工作。

二、专业要求

1. 心理咨询与心理治疗工作者应做到热爱祖国、热爱专业工作；认真遵守国家各项法律法规，遵守医德规范。

2. 心理咨询与心理治疗工作者应乐于助人、热情、真诚，对于病人或来访者力求做到尊重、关心和理解。

3. 心理咨询与心理治疗工作者应具有广博的知识，能广泛接触各界人士。

114

4. 心理咨询与心理治疗工作者应注意保持情绪稳定，在自身处于极度的情绪波动状态时，应回避接待病人或来访者。

三、专业职责

1. 心理咨询与心理治疗工作者应使病人或来访者明确地了解到心理咨询与心理治疗工作的性质，这一工作的保密原则和病人或来访者自身的权利。

2. 心理咨询与心理治疗工作者应本着对病人或来访者负责的精神进行工作，全面详细地了解对方的情况，理解对方的需求。

3. 心理咨询与心理治疗工作者应努力保持与其病人或来访者之间的客观的治疗关系，一旦这种关系超越这种客观界限，应立即终止这种治疗关系。

4. 心理咨询与心理治疗工作者应了解自己专业职能的局限性，在诊断治疗及心理测量方面，对病人或来访者提出的超出自己职能范围的要求不能予以满足。

5. 心理咨询与心理治疗工作者的工作原则在于指导病人或来访者自己帮助自己，促进其成长，自强自立。

四、其他

1. 组织：凡从事心理咨询与心理治疗的单位，应逐步发展成具有三人以上的工作小组，并定期进行案例讨论和工作总结。

2. 保密原则：心理咨询与心理治疗工作者应对其病人或来访者的有关资料、病历予以保密；这些资料与病历应单独保管，不应列入医院其他病历之中；心理咨询与心理治疗工作者只有在专业需要的情况下才可与其他专业人员讨论其服务对象的案例。如为专业目的需要采用案例进行教学、科研和写作时，应适当隐去那些可能会据以辨认出服务对象的有关信息。

3. 危机干预：在心理咨询与心理治疗过程中，如发现病人或来访者有危害其自身生命和危及社会安全的情况，心理咨询与心理治疗工作者有责任立即采取必要的措施，防止意外事件的发生。

4. 收费：心理咨询与心理治疗门诊服务，应按当地卫生部门所规定的标准收费。心理咨询与心理治疗工作者个人不得接受和索取额外报酬。

中国心理学会

中国心理卫生协会

1992 年 10 月